Observations

DE

Pratique Chirurgicale

PAR

HENRI BRIN

Ancien interne des Hôpitaux de Paris
Ancien aide d'Anatomie à la Faculté de Paris
Professeur de Pathologie externe à l'École de Médecine d'Angers
Chirurgien de l'Hôpital

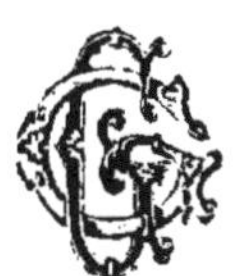

ANGERS
GERMAIN & G. GRASSIN, IMPRIMEURS-ÉDITEURS
40, rue du Cornet et rue Saint-Laud

1905

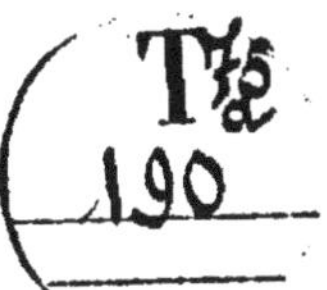

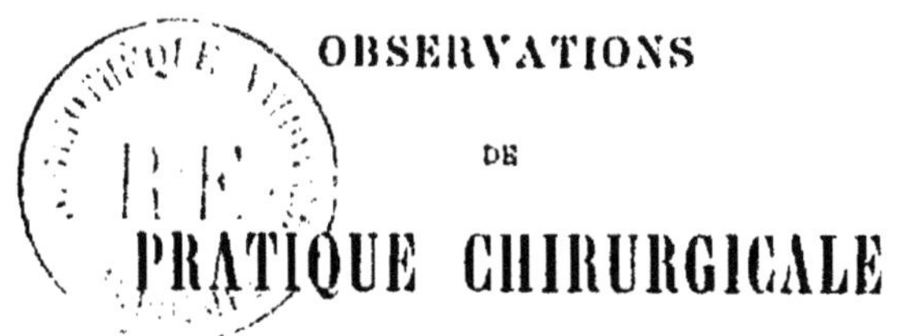

OBSERVATIONS

DE

PRATIQUE CHIRURGICALE

Observations

DE

Pratique Chirurgicale

PAR

HENRI BRIN

Ancien interne des Hôpitaux de Paris
Ancien aide d'Anatomie à la Faculté de Paris
Professeur de Pathologie externe à l'École de Médecine d'Angers
Chirurgien de l'Hôpital

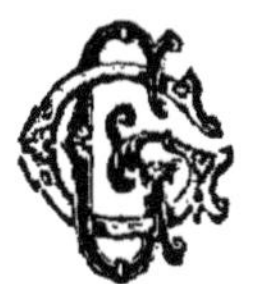

ANGERS
GERMAIN & G. GRASSIN, IMPRIMEURS-ÉDITEURS
40, rue du Cornet et rue Saint-Laud

1905

TABLE DES MATIÈRES

PRÉFACE

Les articles que je réunis ici ont été écrits au jour le jour, au hasard des faits qui se présentaient à mon observation. Quelques-uns ont été publiés aux Congrès de chirurgie, d'urologie ou de gynécologie, à la Société de chirurgie; la plupart ont été lus à notre vieille Société de médecine d'Angers. Rédigés avec une bibliographie sommaire, ils n'ont d'autre prétention que de rapporter, en les commentant, des faits soigneusement observés. Parmi ces notes, beaucoup, surtout parmi les plus anciennes, auraient besoin d'être revisées, complétées ou mises au point actuel de ma statistique. C'est ainsi que, sur les calculs vésicaux de la femme, j'ai eu deux nouveaux cas à traiter depuis ma communication. Je les ai guéris par la taille vaginale. La prostatectomie périnéale m'a fourni, depuis mes trois cas publiés ici, quatre nouveaux succès sur cinq cas traités. Je me suis ainsi convaincu que le seul grand ennui est la fistule urinaire.

J'ai eu à opérer, depuis ma communication sur le cancer de l'intestin (*Société de Chirurgie*, 1901), six nouveaux malades, dont trois en état d'occlusion. A ceux-ci je n'ai fait d'abord qu'une opération palliative : à l'une d'elles, âgée de 60 ans, j'ai pratiqué, avec mon excellent confrère et ami Mâreau, une iléosigmoïdostomie; la malade, très affaiblie, succomba au bout de quelques jours; aux deux autres je fis un anus cæcal; l'une mourut au bout d'une douzaine de jours; l'autre, une femme de Vern, subit avec succès une large résection de l'S sigmoïde.

Parmi les malades sans occlusion bien nette, l'une avait un cancer du côlon transverse et subit une résection avec entérorrhaphie circulaire; elle mourut. Le second avait une tumeur du côlon transverse près de son angle droit; je fis avec succès une résection suivie d'anastomose latéro-latérale entre le côlon ascendant et le côlon transverse. Enfin, au troisième, qui portait un cancer du côlon ascendant près du coude, je fis une iléosigmoïdostomie termino-latérale et, douze jours après, je lui enlevai le cæcum et le côlon ascendant; il guérit sans incident.

Ces quelques détails montrent qu'il pourrait y avoir à changer la rédaction de quelques-uns de mes articles. Mes maîtres et mes amis, pour qui j'ai réuni ces courtes notices, me pardonneront leur imperfection.

Henri Brin.

Angers, le 15 décembre 1905.

Traitement chirurgical
des calculs vésicaux chez la femme

A l'occasion d'une malade à qui nous avons enlevé un volumineux calcul de la vessie par la taille vésico-vaginale, il nous a semblé intéressant de présenter une vue d'ensemble sur les principales interventions dirigées contre les calculs vésicaux de la femme et sur leurs indications. Il serait sans doute bien difficile de se faire une idée véritablement personnelle d'après un seul fait, mais, comme notre observation nous a permis de contrôler ou de rejeter un certain nombre d'assertions classiques, et que d'autre part les calculs vésicaux sont rares chez la femme, nous avons cru qu'il y aurait imprudence à attendre un nouveau cas pour fixer nos réflexions.

Avant de commencer cette courte étude, il convient de rejeter un certain nombre d'opérations ou de procédés qui ont pu avoir leur utilité autrefois, mais qui aujourd'hui ne répondent à aucun besoin. Il est à peine nécessaire de citer la *taille extraurétrale de Celse.* C'est là une opération tout à fait vieille ; elle s'efforce d'imiter la taille périnéale de l'homme sans tenir compte des conditions nouvelles créées ici par la présence du vagin ; elle ne donne qu'un jour insuffisant et c'est au prix de déchirures vaginales et rectales, d'incontinence persistante que les anciens retiraient par cette voie les calculs de la femme.

Plus près de nous, alors que déjà existaient de très bonnes opérations, Lisfranc inventait la taille vestibulaire ; choisissant, comme à plaisir, le point le plus étroit de l'arcade pubienne, il exposait en outre ses malades à l'infiltration d'urine dans le tissu cellulaire pelvien. Aussi son opération fut-elle vite abandonnée.

Les tailles intraurétrales méritent aussi d'être rangées parmi les procédés surannés. Elles consistent à fendre les parois urétrales avec un bistouri boutonné ou avec un lithotome caché. Suivant la paroi attaquée, on peu en distinguer trois variétés : antérieure, postérieure, transversale, et cette dernière peut-être uni ou bilatérale. Tous ces moyens sont défectueux : indépendamment de l'hémorrhagie veineuse qui résulte de la section et qu'on pourrait d'ailleurs arrêter par le tamponnement, ils exposent à l'incontinence d'urine. Ces incisions ont pourtant du bon : si on sait les limiter et si, localisées à l'orifice externe de l'urètre, elles n'ont pour but que de favoriser la dilatation du canal, elles peuvent, comme nous le verrons, rendre de grands services.

En réalité, nous avons actuellement à notre disposition trois groupes d'opérations : la dilatation urétrale, les tailles hypogastrique et vésico-vaginale, enfin la lithotritie. Nous les étudierons successivement dans leur technique, leurs avantages et leurs inconvénients, en dernier lieu dans leurs indications.

I. Dilatation urétrale. — L'urètre féminin, court, large, dilatable, s'est parfois laissé spontanément traverser par de très volumineux calculs. Des femmes ont accouché, par cette voie, de pierres grosses comme une châtaigne, un œuf de poule et même d'oie. Le vieux Colot nous l'apprend dans son traité sur la taille. Il était donc rationnel de reproduire artificiellement ces dimensions extraordinaires de l'urètre et d'aller, par cette voie naturelle rendue plus large, chercher le calcul jusque dans la vessie. Les chirurgiens l'ont souvent essayé. Les uns pratiquaient la dilatation lente au moyen de racines de gentiane, de laminaire, d'éponges préparées : ils occasionnaient des douleurs intenses et risquaient fort l'infection. On ne les imite plus.

La dilatation rapide est la seule pratiquée de nos jours et elle donne parfois de très beaux résultats.

Et d'abord quelles dimensions peut atteindre l'urètre dilaté? D'après Simon de Heidelberg, il n'y aurait aucun danger à aller jusqu'à 90^{mm} de circonférence. Il y a peut-être là un peu de cette exagération dont Simon a donné d'autres preuves. Mais 75^{mm} à 80^{mm} sont des dimensions possibles et elles permettent déjà de retirer de beaux calculs de 20-25^{mm} de diamètre.

Tous les instruments sont bons pour dilater l'urètre, mais les plus commodes sont les dilatateurs utérins à branches, le dilatateur de Guyon, enfin les bougies d'Hégar. Ces dernières se trouvent partout et suffisent pour dilater amplement l'urètre.

Pour faire la dilatation, il faut, après anesthésie, placer la femme dans la position de la taille. Puis, la vulve et le vagin ayant été aseptisés, il est nécessaire de débrider le méat, seul point réellement inextensible de l'urètre. Dans ce but on pratique deux ou mieux trois petites incisions, l'une sur la paroi antérieure, les deux autres sur les parois latérales de l'urètre. Longues de 6 à 7^{mm}, de profondeur un peu moindre, elles n'intéressent qu'un petit nombre de fibres musculaires et sont incapables à elles seules de provoquer l'incontinence. L'emploi d'un dilatateur à trois branches permettrait, en tendant les parois, de faire ces incisions avec facilité et précision.

Lorsque la dilatation est poussée au degré voulu, l'index est introduit aisément dans la vessie; il reconnaît le calcul, sa forme, sa position, sa direction. Tous ces points sont importants à fixer, car, pour peu que la pierre soit volumineuse, il importe de la saisir parallèlement à son grand axe.

Les tractions devront légèrement obliquer en bas, vers le vagin, de façon à éviter les branches pubiennes et à profiter de la plus grande dilatabilité de l'urètre. Si l'extraction se faisait avec difficulté, il vaudrait mieux débrider plus largement l'urètre que de le déchirer irrégulièrement. Enfin, en cas de calcul trop volumineux, la fragmentation pourrait être pratiquée.

Quels sont les avantages de la dilatation urétrale, quels sont aussi ses inconvénients ?

La dilatation urétrale enlève tout le calcul comme la taille peut le faire, et, d'autre part, choisissant les voies naturelles sans causer de dégâts, ni de pertes de substance, elle permet à la malade de se lever dès le lendemain. En un mot, elle combine les avantages de la taille avec ceux de la lithotritie. Cependant elle a un inconvénient considérable qui suffit à la faire rejeter dans le plus grand nombre des cas, c'est l'incontinence qui survient si souvent à la suite et qui persiste si longtemps, quelquefois même toujours. Aussi, comme nous le verrons, ne peut-elle être indiquée que pour des calculs petits ou moyens.

II. Tailles. — Comme nous l'avons dit, il y en a deux variétés principales : la taille haute ou hypogastrique, la taille basse ou vesico-vaginale.

Taille hypogastrique. — Il est inutile de décrire cette opération. Sa technique est la même que chez l'homme. On a dit qu'elle pouvait être plus difficile chez la femme, par suite de l'impossibilité où on est, chez elle, de distendre la vessie, mais il n'y a là qu'une difficulté relative. On peut la tourner en introduisant un cathéter métallique très courbe dont l'extrémité viendra faire saillir la vessie, une fois la paroi abdominale incisée. Il faut aussi se souvenir que, sans aucun artifice ni distension vésicale ni ballon de Petersen, il est toujours possible d'éviter le cul-de-sac péritonéal : il suffit de longer scrupuleusement le bord supérieur des pubis, de reconnaître le tissu prévésical et de refouler alors ce tissu et le péritoine, en bloc, vers les régions supérieures.

Nous n'insisterions pas davantage sur ce sujet, si la femme adulte était seule en cause. Chez elle, en effet, la taille hypogastrique n'est pour ainsi dire jamais indiquée. Chez la petite fille, au contraire, elle peut rendre de grands services, lorsque une taille est nécessaire. L'exécution en est très facile, et il n'y a pas besoin pour la faire de moyens compliqués. Le ballon de Petersen serait ici non seulement inutile, mais encore dangereux : il a tendance, chez l'enfant, à appliquer le rectum contre la paroi abdominale, et présente ainsi l'intestin lui-même au bistouri du chirurgien. Si on veut absolument faire repousser la vessie en avant, il vaut mieux confier ce soin à un aide qui introduira son doigt dans le rectum. C'est ce que conseillent Tédenat, Forgue, Mayet.

Si la taille suspubienne est semblable de technique chez l'homme et chez la femme, si ses inconvénients et ses dangers sont à peu près identiques dans les deux sexes, il n'en est pas de même des avantages. Chez l'homme, en effet, elle est notablement supérieure à la taille basse ou périnéale ; elle est plus ouverte, plus accessible, plus chirurgicale en un mot que sa rivale. Chez la femme, il en est tout autrement. Ici, elle doit céder le pas à la taille vésico-vaginale, plus facile, plus prompte et certainement plus bénigne.

Taille vésico-vaginale. — Par suite de ses rapports étendus avec le vagin, la vessie semble facilement attaquable de ce côté, et, de fait, la taille vésico-vaginale est bien la taille idéale. Depuis son inventeur, Fabrice de Hilden, les procédés se sont multipliés. On peut néanmoins les ramener à deux : la taille transversale et la taille longitudinale.

La taille transversale, pratiquée par Vallet d'Orléans, par Bozeman, n'a qu'un avantage, celui d'inciser la vessie, dans une région où ses parois sont épaisses, et nécessairement plus faciles à suturer, à réunir. Par contre, elle expose à l'hémorrhagie par section des vaisseaux latéraux du vagin, à l'infection par l'ouverture de ces larges veines, enfin et surtout à la blessure des uretères. Elle doit donc être abandonnée et nous n'aurons en vue, dans notre étude, que la taille longitudinale.

Soins préliminaires. — Ils consisteront dans la désinfection du vagin et de la vessie. Si la cavité vésicale est très infectée et que par ailleurs des accidents graves ne commandent pas l'intervention immédiate, on pratiquera des lavages bi-quotidiens au nitrate d'argent (1/1000) pendant cinq à six jours avant l'opération. Si la vessie est trop excitable, les instillations (1/50) sont préférables.

Le vagin devra être lavé soigneusement au sublimé pendant plusieurs jours et des tampons de gaze iodoformée seront laissés à demeure.

La veille de l'opération, la vulve sera rasée et un pansement humide appliqué sur l'orifice des voies génitales.

Opérations. — La femme est placée dans le décubitus dorsal, les cuisses fortement fléchies et écartées, le bassin relevé. Quelques-uns préfèrent la position genupectorale : la paroi antérieure du vagin est ainsi mieux à découvert, mais cet avantage ne suffit pas à compenser les inconvénients de cette situation fatigante.

Une valve large est placée dans le vagin et en déprime fortement la paroi postérieure.

Un instrument quelconque, un cathéter cannelé, une sonde métallique courbe, de préférence un dilatateur courbe à deux branches, un dilatateur trachéal, par exemple, est introduit dans la vessie. Sa concavité regarde en bas et reste au contact du col ; son bec fait saillir dans le vagin la paroi vésico-vaginale. En ouvrant alors l'instrument on tend un point de cette paroi et rien n'est plus facile alors que de la ponctionner au bistouri et d'agrandir ensuite l'ouverture avec des ciseaux droits. Ces détails pourraient sembler inutiles, et cependant ils facilitent beaucoup l'incision régulière et franche de la paroi. Lorsque celle-ci n'est pas tendue, on peut avoir de véritables difficultés à la ponctionner et à l'inciser correctement. Il est vrai qu'on pourrait la tirer avec deux pinces de Kocher, placées l'une à droite et l'autre à gauche. Mais la muqueuse vaginale se déchire facilement aux pinces, et il est inutile de créer ainsi des portes d'entrée à l'infection dans un territoire très vasculaire. Pour ma part, dans l'opération que j'ai eu l'occasion de faire, je regrette beaucoup de n'avoir pas apporté plus de soin à l'incision de la paroi, d'avoir pincé et déchiré à plusieurs reprises la muqueuse vaginale très friable. Dans ce milieu qui est infecté, toujours et quoi qu'on fasse, il importe de n'ouvrir qu'au minimum les voies d'absorption.

Une fois l'incision faite, le doigt est introduit dans la vessie; il vérifie la situation et la forme du calcul. Une tenette est conduite, sur ce doigt à demeure, jusqu'à la pierre, et elle la saisit parallèlement à son grand axe. L'extraction est alors facile dans la plupart des cas. Pour la rendre plus aisée, il ne faut pas trop enfoncer la valve vaginale, ni se servir d'une valve trop longue. On repousserait ainsi en haut l'utérus et les attaches supérieures du vagin; les lèvres de l'incision seraient par là même tendues et l'ouverture retrécie. Il suffit de songer à la possibilité de cette petite faute pour l'éviter.

La taille est finie. Il faut maintenant recoudre. Pendant longtemps la plaie vésico-vaginale fut laissée ouverte. Dans la grande majorité des cas elle se refermait néanmoins spontanément. Mais, pour avancer ce résultat, on préconise aujourd'hui la suture immédiate et complète. Ce n'est pas là le temps le plus facile ni le plus rapide de l'opération. Il rappelle, en beaucoup plus simple cependant, la suture de la fistule vésico-vaginale, c'est pourquoi je ne le décrirai pas davantage. On se servira de fils d'argent, de soie ou même de crin de Florence, mais pas de catgut, quoi qu'en disent quelques chirurgiens. Cependant, s'il y avait de la cystocèle, si la plaie vésico-vaginale était très facile à aborder, on pourrait faire deux plans de suture, un profond ou vésical avec du catgut, l'autre superficiel avec une des autres espèces de fils.

La vessie est alors lavée à nouveau au nitrate, le vagin

nettoyé et bourré avec de la gaze iodoformée, et une sonde de Pezzer est mise à demeure.

Accidents et complications. — Telle est la taille vésico-vaginale dans sa technique. Quels en sont les accidents, les complications? Il faut d'abord mettre de côté l'hémorrhagie et la blessure des uretères qui ne sauraient se produire dans la taille longitudinale. Restent deux complications : l'infection et la fistule vésico-vaginale.

L'infection apparaît quelquefois. Sans doute elle n'amène plus la suppuration des corps caverneux et des veines du bassin, mais elle peut se traduire encore par une de ces phlébites post-opératoires si ennuyeuses et si persistantes. Le meilleur moyen d'éviter cet accident est de faire l'antisepsie soigneuse avant et pendant l'opération, et aussi de ne pas déchiqueter les bords de la plaie par l'extraction pénible d'un calcul trop gros. De cette façon on aura donné peu de chances à l'infection localisée de se déclarer.

Quant à la fistule vésico-vaginale, elle est moins à craindre qu'on pourrait le penser. D'abord la réunion immédiate est obtenue souvent. Puis, s'il y a désunion partielle, la fistule qui en résulte a tendance à se fermer vite. Enfin il est un certain nombre de cas où, au lieu de craindre la fistule, on doit la rechercher. Ainsi, quand la vessie a été profondément modifiée par la présence du calcul, qu'à l'exploration directe, visuelle ou digitale, elle a paru tomenteuse et comme fongueuse, il y a tout intérêt à la laisser ouverte pour lutter plus facilement contre l'infection vésicale. Quelques chirurgiens agissent de même quand, avant l'opération, existaient les symptômes de la cystite douloureuse.

La taille vésico-vaginale est donc une opération simple de technique et d'une gravité insignifiante.

III. Lithotritie. — Cette opération obéit sans doute aux mêmes règles générales dans les deux sexes; mais chez la femme la recherche du calcul présente souvent des difficultés dont il faut connaître les causes.

A ne considérer que la largeur et la brièveté de l'urètre féminin, on aurait tendance à conclure que la lithotricie doit être facile chez la femme. Comme le fait remarquer le professeur Guyon, il n'y a qu'une partie de vraie dans cette conclusion, c'est que les manœuvres intra-urétrales sont des plus aisées; quant aux manœuvres intra-vésicales, elles sont au contraire difficiles ou mieux très incertaines dans leurs résultats. Cela tient aux grandes dimensions et surtout à l'étonnante dépressibilité des parois vésicales. Le calcul se loge dans tous les coins, et il s'encapuchonne souvent dans les plis d'une muqueuse flasque. Chez l'homme, au contraire, il tombe tout naturellement dans le bas-fond rétro-prostatique, où on va le cueillir avec d'autant plus de facilité que la région bien tendue par la prostate se prête mal à l'encastrement de la pierre. Pour employer les termes de mon maître, « la recherche de la pierre dans une vessie sans prostate est plus difficile que lorsque la prostate existe ».

On a invoqué également la déformation de la vessie par le corps utérin qui, tantôt médian, tantôt déjeté latéralement, détermine dans le premier cas deux gouttières latérales, dans le dernier cas une seule gouttière éminemment dépressible.

Enfin la vessie féminine, pour peu qu'elle soit enflammée, retient difficilement le liquide de l'injection, et la lithotritie doit alors se faire dans les mauvaises conditions d'une siccité presque complète.

De tout ceci, nous conclurons avec le professeur Guyon que « la lithotritie est plus difficile chez la femme que chez l'homme ».

Est-elle faisable néanmoins? Sans aucun doute, elle l'est dans un assez grand nombre de cas. Pour la faciliter on devra enfoncer le lithotriteur jusqu'à la paroi vésicale qu'on déprimera et qu'on tendra par là même. Laissant alors la branche femelle au contact de la vessie, on retirera la branche mâle et, par quelques mouvements imprimés au bassin, on cherchera à amener le calcul dans l'écartement des branches.

On devra le plus souvent renverser le bec de l'instrument. On pourra ainsi, en levant le manche au maximum, descendre et plonger jusqu'à la pierre.

Quelques chirurgiens ont conseillé de s'aider avec le toucher vaginal. Le professeur Guyon, qui l'a expérimentée, s'élève contre cette manière de faire. Il a plus de confiance dans les moyens ordinaires de la lithotritie et il se contente d'y ajouter es quelques petites modifications que nous avons signalées.

Si la lithotritie présente quelques difficultés, elle a par contre des avantages inestimables. Elle a pour elle son absolue bénignité. Elle a des suites d'une admirable simplicité : le deuxième jour, la malade peut s'asseoir ; le troisième, elle peut marcher. Il n'y a pas besoin d'insister sur l'importance de ces faits chez les vieillards ; le décubitus dorsal est, en effet, leur grand ennemi. Ces qualités suffisent pour établir la supériorité de la lithotritie sur les tailles et surtout sur la taille hypogastrique.

En outre, l'incontinence n'est pas à craindre. Au contraire, c'est là une infirmité qui se voit souvent après la dilatation urétrale, voire même après les tailles suivies de fistules.

Peut-on faire quelques reproches à la lithotritie ? Aucun, en dehors de sa difficulté. Il y en a même quelques-uns qui ont une apparence de fondement chez l'homme et qu'on ne peut faire chez la femme. On a dit par exemple que la lithotritie débarrassait incomplètement la vessie. Cela est faux d'une façon générale, mais surtout chez la femme, en particulier ; admettons, en effet, qu'après l'aspiration, il reste quelques fragments calculeux dans la vessie. Est-ce qu'ils ne seront pas expulsés spontanément ? ou même s'il en restait un plus gros, est-ce qu'au bout de huit ou dix jours, au cours de la vérification, on ne le retrouverait pas, soit avec l'explorateur métallique, soit avec l'endoscope? Rien n'empêcherait alors de le broyer d'un coup de lithotriteur ou même de retirer par les voies naturelles cette pierre déjà amoindrie.

Indication des diverses opérations. — Nous avons donc passé en revue les différentes opérations que nous pouvons pratiquer contre les calculs vésicaux de la femme. Nous avons signalé leur technique, leurs avantages et leurs inconvénients. Il faut maintenant poser leurs indications, c'est-à-dire savoir quel est le procédé le meilleur pour un cas donné.

Comparons d'abord la lithotritie avec les autres procédés; nous établirons ensuite un parallèle entre ces derniers.

Nous avons vu qu'on pouvait faire une seule objection à la lithotritie, sa difficulté. D'autre part, lorsque la lithotritie est praticable, sa bénignité, ses suites si simples suffisent à établir évidemment sa supériorité sur les autres méthodes. La question se pose donc ainsi : voici un procédé admirable, mais difficile, quelquefois impossible à pratiquer; devons-nous l'employer? Certainement, et notre conclusion ferme est que la lithotritie doit presque toujours être tentée chez la femme et quel que soit son âge. Chez l'enfant, en effet, elle est faisable et elle a donné de beaux résultats. Dans la vieillesse, cette opération sans suites est tout à fait l'idéal. Il faut donc presque toujours essayer la lithotritie. C'est seulement au cours de l'intervention qu'on pourra reconnaître ses difficultés, voire même son impossibilité. Il sera temps alors de pratiquer l'extraction du calcul par un autre procédé.

Dans deux cas seulement, la lithotritie est véritablement contre-indiquée : 1° quand le calcul est fixé à la paroi vésicale, soit qu'il s'agisse d'un calcul simple, soit plutôt qu'au centre de la pierre, il y ait un corps étranger comme une épingle à cheveux; 2° quand la vessie est trop irritable et que, ne gardant pas une goutte d'urine, elle force le chirurgien à lithotritier à sec.

En dehors de ces deux cas, la lithotritie doit être essayée. Parfois, si la pierre est trop grosse ou trop dure, le broiement pourra être impossible. Si la vessie est trop contractile et emprisonne le calcul, si elle est trop vaste et trop dépressible, les recherches pourront être infructueuses, soit dès le début, soit même après une ou deux prises heureuses.

C'est alors, mais seulement après un essai préalable et malheureux de la lithotritie, qu'il faut faire appel aux autres méthodes.

Laquelle faut-il choisir? J'élimine de suite la taille hypogastrique, car je ne lui vois que deux indications : la grosseur énorme du calcul et surtout le jeune âge du sujet. Chez l'enfant, en effet, pour un calcul volumineux, cette taille, par ailleurs inoffensive, donne seule assez de jour.

Il reste donc en présence la taille vésico-vaginale et la dilatation urétrale.

Nos préférences vont à la première de ces méthodes, qui appartient à la chirurgie générale, qui est relativement très simple par sa technique et par ses suites : la taille vésico-vaginale n'expose pas, comme la dilatation, à l'incontinence, et les fistules qui la suivent parfois ne persistent guère.

La dilatation urétrale doit être réservée aux calculs moyens. Ou bien le lithotriteur saisissant un calcul lui reconnaît un diamètre inférieur à 20 ou 25^{mm}, et alors l'extraction de cette pierre par l'urètre dilaté peut se faire sans incontinence ; ou bien le calcul senti une première fois, mais non mesuré, ne peut être retrouvé : on est alors autorisé à faire la dilatation de l'urètre, l'exploration digitale de la vessie et, en cas de calcul moyen (20, 25^{mm}), on le fera passer par les voies naturelles.

Observation. — *Calcul vésical chez une femme de 75 ans, taille vésico-vaginale. Guérison.* — Mme R. âgée de 75 ans.

Antécédents héréditaires. — Père mort d'une ascite, mère morte d'une fluxion de poitrine.

Antécédents personnels. — A 12 ans, pleurésie ; à 15 ans, fièvre typhoïde et croup ; premières règles à 16 ans ; ménopause à 50 ans.

Quatre accouchements, le premier avec forceps.

Hernie inguinale gauche, depuis l'âge de 45 ans.

Maladie actuelle. — Depuis une dizaine d'années, la malade accusait parfois des sensations de pesanteur dans le bas ventre, quelques coliques qu'elle rapportait à la hernie. Ces coliques disparaissaient en effet quand la hernie était réduite.

Pas de véritables coliques néphrétiques. Pas de gravelle.

Il y a trois ans, la malade, très bien portante par ailleurs, et faisant elle-même les travaux de son ménage, commence à uriner souvent et à souffrir. Les mictions sont très fréquentes, toutes les demi-heures, et plus : le besoin d'uriner est tellement impérieux que la malade présente de la fausse incontinence. Pendant la nuit et la station assise, les symptômes s'amendent très nettement. La moindre marche, au contraire, les fait reparaître.

Pas d'hématurie à cette époque.

Au bout de cinq ou six mois de souffrances, la malade expulse deux petites pierres du volume du petit doigt. Les symptômes disparaissent pendant quelques mois.

Puis ils reprennent, avec plus d'intensité même que la première fois et depuis ils sont allés en augmentant.

Il y a un an, plusieurs hématuries peu abondantes, cessant vite par le repos.

La malade m'est envoyée par le Dr Hulin, de Chalonnes, et elle vient me trouver le 20 février 1899.

D'après les symptômes, j'avais presque la certitude d'un calcul. L'exploration métallique me permit de trouver une grosse pierre très dure, à son très net qu'on pouvait entendre à plusieurs mètres de distance.

Les urines sont un peu louches, mais il n'y a pas à proprement parler de pus déposant.

La vessie est assez irritée et ne garde guère que 70 grammes de liquide.

Opération le 24 février. — J'essaie d'abord la lithotritie. Après toutes les précautions d'usage, j'injecte du liquide dans la vessie, environ 60 grammes, et je commence les manœuvres. J'ai d'abord beaucoup de peine à retrouver mon calcul. Je parviens cependant à le saisir une fois et à faire un broiement. La vessie se vide alors et je suis obligé de la remplir à nouveau. Pour la seconde fois j'éprouve une très grande difficulté à saisir le calcul que j'atteins néanmoins. Mais la vessie s'était déjà vidée et je puis à peine ramener la pierre en haut, tellement elle est entourée par la vessie. Mes deux prises m'avaient bien demandé dix minutes et, devant les difficultés certaines qui m'attendaient, je change de détermination et je pratique la taille vésico-vaginale longitudinale.

L'explorateur est introduit et fait saillir la cloison vésico-vaginale ; je ponctionne au bistouri et j'agrandis aux ciseaux. Je parviens alors à retirer un calcul déjà un peu diminué, ayant encore 4 cent. de long sur 3 1/2 de large. Le broiement en avait bien enlevé un tiers. Puis avec le doigt je retire tous les fragments. Suture totale. Sonde de Pezzer.

Suites. — Tout d'abord très simples. La malade supporte bien la sonde à demeure et, dès le deuxième jour, les urines reviennent claires sans stries sanglantes.

1er *pansement* le 2 mars. — Une petite fistulette existe. Les bords en sont blanchâtres, un peu déchiquetés. La sonde à demeure est laissée. Gaze iodoformée dans le vagin.

2e *pansement* le 5 mars. — La fistule persiste et il y a un petit point sphacélé sur une des lèvres de l'orifice.

Cautérisation au crayon de nitrate. Sonde à demeure, gaze iodoformée dans le vagin.

La jambe gauche est œdématiée, mais non douloureuse. Pas de douleur non plus le long des veines.

3e *pansement* le 10 mars. — La fistule est fermée et tout le liquide de l'injection repasse par la sonde. Il n'en sort pas une goutte au niveau de l'incision. Quelques points sphacélés existent encore autour de celle-ci.

La sonde à demeure est retirée le 12 mars.

Le soir du 10 mars, la cuisse gauche était devenue énorme. Mais en quatre ou cinq jours tous ces symptômes étaient disparus.

Il ne persistait qu'un peu d'œdème de la jambe gauche et un léger cordon le long de la veine fémorale.

La malade, très bien portante par ailleurs, n'ayant jamais eu de température, est gardée au lit à cause de cette phlébite. Elle ne souffre plus du tout de la vessie. Ses urines sont très belles.

Elle quitte la maison de santé le 21 mars pour rentrer à Chalonnes où elle est restée encore quelques semaines étendue sur une chaise longue.

Traitement de l'urétrite compliquée d'orchite par les grands lavages

Je désire attirer l'attention de la Société sur les urétrites aiguës ou subaiguës compliquées d'orchite, et sur la conduite à tenir en pareil cas. Je n'aurai nullement en vue le traitement de la blennorrhagie simple, ni celui de l'orchite. Je voudrais seulement rechercher en quoi l'inflammation du testicule vient modifier les indications thérapeutiques de l'urétrite ; en un mot, il s'agit de répondre à la question suivante : Que faut-il faire quand une orchite se déclare au cours d'une urétrite aiguë ou subaiguë ? Faut-il attendre, pour traiter cette dernière, que la complication testiculaire soit disparue, ou peut-on l'attaquer immédiatement ? Ce sont là des points de pratique courante pour lesquels on est souvent embarrassé, en raison même des conseils si différents, si opposés, donnés par les auteurs. Je me suis déjà trouvé plusieurs fois en présence de cas semblables : la conduite que j'ai suivie m'a donné une entière satisfaction et je la soumets à l'appréciation de la Société.

Il n'y a pas bien longtemps encore, on trouvait dans tous les auteurs classiques cette assertion qu'il faut respecter une urétrite compliquée d'orchite et qu'aucune médication ne doit être appliquée au canal dans ces conditions. Loin d'enrayer l'écoulement urétral, on l'eût volontiers augmenté ou fait reparaître[1]. C'était le beau temps des métastases. Depuis lors nos idées ont considérablement changé sur la nature et l'origine de toutes les complications de la blennorrhagie

[1] Ceci était surtout vrai pour le rhumatisme blennorrhagique.

en général, de la complication testiculaire en particulier. Nous savons maintenant qu'il s'agit d'infections à point de départ urétral : que ce soit le gonocoque lui-même, ou bien les microbes des infections secondaires, ces microorganismes partent de l'urètre et c'est là le fait fondamental. Suivant le chemin qu'ils choisissent et le point où ils s'arrêtent, ils vont déterminer des complications diverses. Par la voie lymphatique ou la voie sanguine, ils vont pouvoir coloniser dans tous les points de l'organisme, depuis les articulations jusqu'aux séreuses cardiaques. Par la voie muqueuse, ils peuvent infecter tout l'arbre génito-urinaire et les cystites, les prostatites, les épididymites n'admettent pas d'autre mécanisme dans la plupart des cas.

A ces notions pathogéniques nouvelles et relativement précises aurait dû sans doute correspondre une thérapeutique également neuve. Il n'en fut rien, et les vieux errements furent continués. A cet arrêt anormal, irrationnel, je trouve deux raisons principales : d'abord cette paresse générale de l'esprit humain qui veut bien adopter de nouveaux principes théoriques, mais qui désire garder ses anciennes habitudes pratiques (ceci est aussi vrai dans l'ordre scientifique que dans le monde politique) ; en second lieu la découverte de l'antisepsie, qui suivit de près celle des microbes, ne fut pas d'emblée complète ni parfaite. Les premiers partisans de Lister ne songeaient qu'à détruire le parasite, sans prendre garde à la cellule vivante : ils employaient des solutions antiseptiques trop fortes et n'obtenaient pas ainsi les résultats auxquels ils pouvaient prétendre d'après les expériences *in vitro*. Pour l'urètre en particulier, l'abus des substances microbicides produisit des résultats tout à fait opposés à ceux qu'on recherchait : abcès juxta-urétraux, cystites, prostatites, orchites, etc., furent les conséquences naturelles et fréquentes d'une technique imparfaite. De là à soutenir qu'il ne faut pas toucher à l'urètre en cas d'orchite, il n'y avait qu'un pas. Il fut franchi logiquement et, plus de vingt ans après les découvertes pastoriennes, l'abstention systématique était préconisée dans tous les cas qui nous occupent ici.

Cependant, avec l'évolution naturelle des idées, on en était venu à mieux comprendre le rôle de la cellule et, pour mieux la protéger, on ne commençait plus par la tuer! L'antisepsie, moins radicale, respectait de plus en plus les éléments cellulaires, et les solutions fortes faisaient place à des solutions moins concentrées. Les résultats n'avaient pas tardé à changer. On ne voyait plus aussi souvent les complications signalées plus haut à la suite des injections trop violentes. L'apparition de la méthode de mon maître et ami Janet, son perfectionnement incessant à la clinique de M. le Dr Guyon firent disparaître, pour ainsi dire complètement, tous les accidents des injections, tels que cystite ou orchite.

Fort de ces résultats, convaincu de l'innocuité d'un grand lavage urétro-vésical bien fait, mon collègue et ami Paul Delbet (1896)[1] s'attaqua à des urétrites compliquées d'orchite et un succès complet vint le récompenser. Ces tentatives ont sans doute été recommencées par d'autres, mais bien peu probablement ont publié leurs résultats. Dans son livre récent, M. Guiard[2] ne cite, en effet, aucun travail depuis celui de Delbet. Il peut donc être intéressant, sur un sujet assez neuf et qui n'a pas encore occupé notre Société, de publier quelques observations probantes avec les réflexions qu'elles comportent.

La lecture de mes observations suffirait, sans doute, à démontrer ce fait qu'un malade atteint d'urétrite et orchite a tout intérêt, même pour sa complication testiculaire, à se faire soigner immédiatement l'urètre ; et c'est là le fait que je veux mettre en lumière. Mais, pour obtenir de bons résul-

[1] *Annales génito-urinaires*, 1896, octobre.

[2] *Complications locales et générales de la blennorrhagie chez l'homme*, Rueff, 1898, p. 175.

tats, il faut suivre quelques détails de technique que je vous exposerai d'abord. Je vous signalerai ensuite les avantages de la méthode et ses contre-indications.

Technique. — C'est celle des grands lavages urétrovésicaux, la technique bien décrite dans les publications de Janet, de Guiard, de Desnos. Je n'insiste pas sur la nécessité de l'injection totale ou urétro-vésicale. Cette nécessité est démontrée pour toute urétrite datant de deux ou trois semaines. Nous savons, en effet, qu'en pareil cas l'urètre postérieur est presque toujours atteint. A plus forte raison doit-il en être de même quand l'urétrite se complique d'orchite.

Avant de lancer l'injection, on fera naturellement uriner le patient ; mais, à ce sujet, je conseille la pratique suivante. Comme il est avéré que l'urètre postérieur est pris, je fais uriner le malade en deux temps et je lui masse la prostate. Il chasse, dans une première expulsion, une partie de son contenu vésical et entraîne au dehors les sécrétions urétrales. Par le toucher rectal je masse alors la prostate par quelques pressions verticales et transversales et j'exprime ainsi la glande. Si des sécrétions septiques sont par là amenées dans l'urètre postérieur, elles en seront balayées par la dernière partie de la mixtion.

Quant à l'injection elle-même, elle doit être faite avec une solution faible, sous une pression peu élevée et avec lenteur.

Avec une solution faible. — Ceci découle de ce que nous avons dit au début de cette communication. Il faut à tout prix ménager les cellules vivantes, respecter leur vitalité en combattant celle du gonocoque. Les faits ont prouvé que ce dernier peut être détruit par des solutions très peu concentrées de permanganate, à 1/5000, à 1/6000 par exemple[1].

[1] Ce n'est point le moment de discuter le mode d'action du permanganate. Pour Janet, ce serait une action indirecte, par l'intermédiaire d'une sérosité que le permanganate ferait sourdre dans l'urètre et qui serait toxique pour le gonocoque. Pour Guiard, cette sérosité ne se

Si d'autres microbes sont associés au gonocoque, on les combattra avec des solutions de sublimé à 1/15000, à 1/20000 même.

L'injection devra couler sous une faible pression et avec lenteur. — Pour cela il faut élever le bock au minimum (minimum variable avec chaque sujet) et diminuer la force du jet en pressant avec le doigt sur le tube de caoutchouc. De cette façon on évitera tout traumatisme de l'urètre postérieur.

Avantages du traitement immédiat. — Ces avantages sont de deux ordres. Le traitement immédiat est favorable à l'urétrite et à l'orchite.

A l'urétrite, cela va de soi, puisqu'on gagne les douze ou quinze jours qu'aurait duré l'orchite.

Quant à cette dernière, elle est manifestement améliorée par le traitement intra-urétral. Delbet a vu diminuer, « à vue d'œil pour ainsi dire, tous les phénomènes inflammatoires : gonflement, induration, douleur. Dès le troisième ou quatrième lavage, l'amélioration se fait nettement sentir, puis l'écoulement et la complication testiculaire marcheraient ensemble vers la guérison, qui se montrerait complète vers le sixième ou le huitième jour ». Sans obtenir une guérison aussi rapide de l'urétrite, nous avons eu les mêmes résultats pour l'orchite. Dans notre observation I, le traitement a été commencé le deuxième jour de l'orchite ; dès le troisième jour du traitement, les bourses ont repris leur volume normal et le quatrième jour il n'y avait pour ainsi dire plus de douleur dans le testicule malade. L'observation III est calquée sur la précédente. Quant au malade qui fait l'objet de l'observation II, il fut un peu plus réfractaire ; ce n'est qu'au sixième jour du traitement, soit le neuvième de la maladie testiculaire, que les douleurs disparurent. Ainsi, mes

produirait pas avec les solutions faibles, cependant très actives et très efficaces.

malades, comme ceux de Delbet, ont vu, du fait des lavages urétro-vésicaux, la durée de leur orchite très diminuée et sa violence considérablement atténuée.

Delbet signale un autre avantage que j'ai également constaté : c'est la possibilité qu'ont les malades de marcher et de vaquer à leurs occupations. Il n'est pas nécessaire de leur imposer le repos, ils peuvent se promener avec un suspensoir. Mon malade de l'observation III est même monté malgré moi à bicyclette le quatrième jour du traitement.

Enfin, la guérison de l'orchite serait beaucoup plus complète quand on la traite par les lavages urétraux. D'après Delbet, l'induration persistante serait bien moindre et l'oblitération des canaux testiculaires aurait moins de chances de se produire : cet auteur pense même que les lavages seraient efficaces contre les épididymites chroniques, contre les noyaux épididymaires qui en sont les reliquats très rebelles. Dans deux cas où l'épididymite était double, il a eu la preuve, soit par l'examen microscopique, soit par la production d'une grossesse, que, malgré la bilatéralité des lésions, les malades étaient restés féconds. Ce sont là autant de points que nous n'avons pas eu l'occasion de vérifier par nous-même. Nous n'avons pas rencontré d'épididymites doubles et nous n'avons pas encore suivi nos malades assez longtemps pour juger de leurs indurations.

Néanmoins j'admets volontiers que ces indurations soient moins persistantes avec la méthode des lavages; il me semble également rationnel que les orchites chroniques, douloureuses par intermittence, dans lesquelles le foyer inflammatoire paraît se réveiller sous l'influence, sans doute, d'une infection mal éteinte de l'urètre postérieur, il me semble rationnel que ces orchites soient améliorées par les injections urétrovésicales. Mais que des épididymites chroniques se résorbent sous leur influence, je ne le crois pas. D'autre part, de ce qu'on trouve des spermatozoodes après une orchite double, il ne faut pas en attribuer le mérite aux lavages. Car il est bien prouvé aujourd'hui que l'épididymite ne s'accompagne pas toujours d'oblitération canaliculaire. Enfin, il est peut-être imprudent, à la suite d'une paternité, de conclure à la fécondité d'un homme ! Telles sont les réserves que comportent les conclusions trop optimistes de Delbet, sans que j'aie d'ailleurs des faits à leur opposer.

Laissons donc de côté les avantages hypothétiques du traitement de l'orchite chronique par les lavages urétraux. Nous pouvons admettre, par contre, avec de bonnes raisons, que ces lavages sont excellents contre l'orchite aiguë, subaiguë ou à rechutes.

Il y a par conséquent lieu de les essayer, à moins de certaines contre-indications.

Contre-indications. — Je ne crois pas que l'état du testicule en soit jamais une et je suis bien décidé, pour ma part, à laver l'urètre de tout malade atteint d'orchite, quelle que soit l'intensité de celle-ci.

C'est l'urètre et la vessie qu'il faut interroger.

Du côté de l'urètre, une trop grande acuité de l'inflammation, l'abondance et la couleur verdâtre du pus, les douleurs et les érections contre-indiquent l'emploi des lavages. Il faut, pour les commencer, attendre que ces phénomènes réactionnels soient tombés[1].

L'existence d'une prostatite aiguë est une contre-indication absolue.

Il en est de même d'une cystite, à moins toutefois qu'elle ne soit très légère. Les lavages urétrovésicaux sans sonde seraient le meilleur moyen d'aggraver l'état de la vessie.

En somme, les contre-indications aux lavages sont les

[1] D'ailleurs, ces phénomènes aigus se rencontrent avec une rareté relative. C'est en effet le plus souvent au déclin de la blennorrhagie, vers le vingt ou vingt-cinquième jour, que se déclare l'orchite. Or, c'est le moment où l'urétrite est véritablement mûre pour les lavages.

mêmes que dans toute blennorrhagie banale ; la complication testiculaire n'en apporte pas une nouvelle.

Observation I. — M. X., comptable, âgé de 38 ans, vient me consulter le 24 janvier 1899 pour une blennorrhagie datant de quinze jours. Il a eu une première chaudepisse à l'âge de 17 ans. Elle a évolué sans complication et s'est terminée, en apparence du moins, au bout de six semaines, sous l'action du copahu et du cubèbe. Elle devait être incomplètement guérie, car le malade se souvient qu'à plusieurs reprises, à l'occasion d'excès, l'écoulement avait reparu pendant quelques jours.

Seconde blennorrhagie à l'âge de 29 ans. Elle fut soignée à Paris, à l'Hôpital du Midi, par diverses injections dont le malade ne peut préciser la nature. Elle dura un peu plus d'un mois et, depuis ce temps, le canal était devenu complètement sec, sauf parfois une légère goutte le matin. Sur ces entrefaites, le malade se maria et sa femme n'a jamais présenté de symptômes d'infection, du moins d'après les renseignements que m'a fournis le mari.

Il se croyait donc bien débarrassé et ne pensait plus à ses anciennes misères. Peut-être même n'y songeait-il plus assez, car, au cours d'un voyage qu'il fit vers le nouvel an, il contracta une nouvelle blennorrhagie, très aiguë, accompagnée de douleurs très vives à la mixtion et d'érections fréquentes. Incapable, à cause de la douleur, de se donner des injections, le malade s'est borné à prendre du santal. Mais les symptômes se sont peu amendés et M. X. m'arrive le 24 janvier décidé à tout pour que je le guérisse.

Examen. — Le prépuce est gonflé et rouge ; le méat, légèrement hypospade, a ses lèvres gonflées, rouges, en ectropion. Il en sort, à la pression, un pus épais, verdâtre, dans lequel l'examen bactériologique a trouvé des gonocoques en quantité et quelques autres microbes.

Les testicules sont indemnes, ni gros, ni douloureux; mais, à plusieurs reprises, le malade a eu des sensations de pesanteur dans la partie droite.

La miction dans les deux verres montre l'atteinte totale du canal; il y a manifestement urétrite postérieure, d'ailleurs sans participation de la vessie à l'infection.

Au toucher rectal, la prostate est normale et non douloureuse.

A cause de l'état aigu de l'urétrite, l'aspect spécial du pus, la violence des douleurs et des érections, je renvoie le malade chez lui, en lui disant que je le traiterai aussitôt que le pus sera moins épais et que les phénomènes réactionnels se seront apaisés. Je lui interdis toute espèce de médicaments et je lui ordonne un grand bain tous les jours.

Tout allait bien, quand, cinq jours après, un dimanche, à la suite d'une course trop longue (sans suspensoir, malgré mes conseils), le malade est pris d'une douleur vive dans l'aine droite; le lendemain, il souffrait dans le testicule droit et, le mardi 31, je le voyais chez moi avec une orchite bien déclarée; épididyme gros et douloureux, sensibilité très vive le long du cordon.

Aucun symptôme vésical ou prostatique.

L'écoulement urétral toujours abondant, mais plus clair qu'à la première visite. Les douleurs à la miction étaient bien atténuées et les érections nocturnes avaient disparu. Malgré l'orchite, je commençai le traitement de l'urétrite séance tenante.

Mardi 31 janvier, premier lavage au permanganate à 1/5000. Prévenu par le malade de sa grande sensibilité, je l'anesthésie avec de la cocaïne à 1/50, et mon injection urétro-vésicale passe facilement et sans douleur. Je fais porter un suspensoir ouaté.

Le 12 février, moins de sensibilité de la partie droite. Nouveau lavage au même titre; il passe sans cocaïne.

Le 2 février, la douleur est à peu près disparue le long du cordon, persiste encore, quoique moins intense, dans le testicule. Les enveloppes des bourses ne sont plus œdématiées, ni tendues; on sent beaucoup plus nettement l'épididyme gros et dur. L'écoulement urétral est à peine perceptible. Nouveau lavage.

Le 3 février, le malade, ravi, ne souffre pour ainsi dire plus de son testicule et fait, à pied, une course assez longue. Nouveau lavage à 1/3000. Je profite de cette amélioration pour pratiquer, les quatre jours suivants, des lavages au sublimé à 1/15000, suivis de lavages au permanganate.

Du 8 au 10 février, je fais encore des injections au permanganate à 1/2000.

Le malade, complètement guéri de son écoulement, garde naturellement une induration épididymaire.

Depuis ce temps, je ne l'ai plus revu et j'en conclus qu'il est resté guéri.

Observation II. — L..., étudiant, 23 ans, vient me trouver le 22 avril pour une orchite datant de trois jours. Il a sa première chaudepisse depuis vingt jours et il rapporte sa complication testiculaire à un choc qu'il a reçu au niveau des bourses. Mais j'apprends de lui que, depuis huit jours, il se donnait des injections au permanganate, et c'est probablement un de ces lavages mal faits qui l'a infecté.

Quoi qu'il en soit, il m'arrive avec une partie gauche grosse comme le poing, rouge, lisse, tendue. Il est très difficile d'y apprécier la forme et le volume respectif du testicule et de l'épididyme, d'autant plus que la palpation y est très douloureuse.

L'écoulement urétral, assez abondant, est épais, encore bien jaune. Il contient de nombreux gonocoques.

Très peu de douleurs à la miction; le malade a pissé un peu de sang dans les premiers jours.

Les érections, qui ont été très violentes, ne se produisent plus depuis une huitaine de jours.

Rien à la prostate.

Je fais prendre un grand bain à mon malade et je lui ordonne un lavement très chaud avant de se coucher. Il devra rester couché toute la journée.

Le lendemain, 23 avril, je commence le traitement avec une solution de permanganate à 1/6000. Pour diminuer la tension, je fais une injection préalable de cocaïne et mon injection passe très facilement, sans le moindre spasme. Suspensoir ouaté et repos au lit.

Le 24, même lavage. Les douleurs persistent et le scrotum n'a pas diminué. L'écoulement est bien atténué. Je conseille au malade de rester au lit. Il se promène néanmoins.

Le 25, même traitement.

Pas d'amélioration apparente, quoique le malade ait moins d'élancements.

L'écoulement ne paraît plus qu'à une pression soigneuse.

Le 26 et le 27, un peu de diminution de volume.

Les douleurs restent toujours très vives, permettant néanmoins la marche. Le canal est à sec.

Le 28 l'œdème est presque disparu ; on peut alors constater l'existence d'un épididyme énorme, assez peu douloureux d'ailleurs à la pression.

Le malade se sent très bien par comparaison avec les jours précédents.

Lavage à 1/4000.

Le 29 et le 30, l'amélioration s'accentue très vite et la bourse, un peu plus grosse que l'autre, n'est plus guère sensible.

Les cinq premiers jours de mai je fais des lavages à 1/6000, et le malade s'en va guéri radicalement de son urétrite, gardant une induration assez volumineuse mais absolument indolore de son épididyme gauche.

Je l'ai revu plusieurs fois depuis. L'induration persiste quoique beaucoup moins grosse.

Observation III. — E., contremaître, âgé de 27 ans, a eu une première blennorrhagie il y a quatre ans. Il ne s'en est jamais complètement débarrassé. Il y a un mois et demi, il m'est envoyé par une nouvelle poussée revêtant absolument les caractères d'une blennorrhagie aiguë et datant de huit jours.

Je le remets à quinzaine pour commencer le traitement, et lui dis seulement de prendre un grand bain tous les deux jours en attendant. Le temps se passe et mon malade ne revient pas. Je n'y pensais plus quand, il y a quinze jours, il m'arrive porteur d'une orchite superbe à droite. L'orchite datait de l'avant-veille.

Inutile de décrire le testicule : son aspect est typique. Le scrotum, très volumineux, est considérablement œdématié. Un seul détail intéressant. Du côté gauche existe un énorme varicocèle qui aurait pu être un point d'appel à l'infection épididymaire.

Du côté de l'urètre, écoulement à gonocoque encore assez épais, mais blanchâtre, pas vert. Très peu de douleurs à la miction.

Urétrite postérieure évidente. Examen aux deux verres, besoins impérieux, sinon fréquents.

Au toucher rectal, la prostate, peut-être un peu augmentée, n'est pas douloureuse.

Le malade n'a plus d'érection.

Je me décide à commencer le traitement tout de suite.

Le 26 juin, lavage au permanganate à 1/5000, après miction en deux temps et massage de la prostate. Port d'un suspensoir bien ouaté. Le malade va à son travail.

Le 27, écoulement très diminué. Partie droite moins douloureuse. Lavage à 1/5000. Massage.

Le 28, même traitement. Il n'y a plus d'écoulement. Le testicule est presque indolore ; les bourses beaucoup moins tendues ; la peau est ridée.

Le 29, la douleur est disparue, même pendant la marche. La pression n'est presque pas douloureuse. Le testicule reste toujours gros. Le malade me raconte qu'il est monté la veille une heure à bicyclette. Même traitement. Massage.

Les jours suivants je continue le traitement en supprimant le massage.

Le malade cesse les lavages le 6 juillet, complètement guéri de son écoulement, ne souffrant plus de son testicule et voulant déjà quitter son suspensoir.

Il n'a pas cessé d'aller à ses chantiers, sauf pendant deux jours.

Je le revois le 9. La guérison se maintient[1].

[1] Depuis cette communication, c'est-à-dire depuis dix-huit mois, cinq fait nouveaux sont venus me montrer l'excellence du traitement que je préconise.

Sur la rupture des salpingites

Il y a une dizaine d'années, à Paris et dans les grands centres chirurgicaux, peu de salpingites diagnostiquées échappaient au bistouri. Bien plus, on délaissait l'acte opératoire simple qui consiste à ouvrir l'abcès salpingien comme les autres, et on recourait sans scrupule à la salpingectomie abdominale ou vaginale. C'était aussi le bon temps de l'ovaire sclérokystique.

Depuis cinq ou six ans, une réaction s'est faite dans l'esprit des chirurgiens. Les salpingites bénéficient désormais de la loi de sursis. L'opérateur le plus audacieux soumet aujourd'hui ses malades à un traitement médical sérieux, prolongé, avant de prendre le bistouri. Il en sauve ainsi un très grand nombre, certainement la majorité.

C'est donc là aujourd'hui un fait bien acquis qu'il faut être très prudent, très réservé dans le traitement des salpingites[1]. Toutefois il serait mauvais de se cantonner de parti pris dans l'expectative et, sans vouloir donner ici d'indications opératoires précises ni complètes, je désire simplement appeler l'attention sur quelques faits que j'ai observés et qui montrent les dangers de certaines inflammations des trompes.

[1] Des salpingites non compliquées.

OBSERVATION I

Péritonite généralisée avec accidents pulmonaires, consécutive à salpingite ouverte récente

La nommée Louise M., 20 ans, couturière, entre à l'hôpital Cochin dans le service de mon maître Quénu, le 14 octobre 1897, dans la nuit. Les renseignements fournis par la malade, presque délirante, sont les suivants : souffrant depuis environ trois semaines du ventre, elle s'était alitée au bout de quelques jours de douleurs. Depuis lors, les souffrances avaient augmenté progressivement ; les vomissements étaient apparus, d'abord verdâtres, puis formés par les différents liquides absorbés et aussitôt rendus.

La malade avait des règles normales, mais depuis assez longtemps les pertes blanches abondantes la gênaient. Depuis quinze jours, elle a perdu du sang en petite quantité. Depuis huit jours elle tousse beaucoup et se plaint de son côté droit. A l'examen pratiqué le 15 octobre au matin, ventre légèrement ballonné, avec un peu de matité dans les flancs. Douleur extrême à la palpation sans qu'il y ait de point spécialement douloureux. La région de la fosse iliaque droite n'est pas plus sensible que le reste de l'abdomen. Le toucher vaginal montre un utérus à col normal, mobile, dont les mouvements ne sont pas très douloureux. Dans les culs-de-sac latéraux, pas de tumeur saillante, légère douleur à la pression. Dans le cul-de-sac postérieur, pas de tumeur non plus, mais sensation de plénitude, avec mollesse très grande comme dans tous les épanchements libres du petit bassin.

Les poumons paraissent très congestionnés et, dans tout le poumon droit, de nombreux râles de bronchite avec quelques râles sous-crépitants font penser à une infiltration aiguë de tout cet organe. Le pouls est incomptable. La T est de 40°1. Le diagnostic est : tuberculose aiguë avec péritonite. Les faibles renseignements que nous possédions et le peu de foi que nous pouvions leur accorder nous mettaient dans l'impossibilité de savoir si l'appendice ou les annexes étaient en réalité la cause de la péritonite. Il nous paraissait dès lors rationnel de l'attribuer à la tuberculose, étant donnés l'état des poumons, l'aspect de la malade très dyspnéique. Traitement, abstention : sérum et glace.

Mort. — Le 15 octobre, dans la soirée.

Autopsie. — Péritonite généralisée avec petit bassin plein de pus. La trompe gauche saine ; la droite non dilatée, mais laissant à la pression sourdre du pus dans le péritoine ; rien à l'appendice ni à l'estomac.

Du côté des poumons, foyers multiples et très étendus de broncho-pneumonie, sans ressemblance avec l'infiltration tuberculeuse.

Conclusion. — Malade ayant eu salpingite récente, avec écoulement de pus très virulent dans le péritoine. D'où péritonite avec, au bout de huit jours, infection pulmonaire secondaire.

Observation II

Péritonite généralisée consécutive à la rupture d'une salpingite

La nommée Irma V..., 17 ans, entre à l'hôpital Cochin, dans le service de M. Schwartz, le 18 octobre 1897, dans la nuit.

Depuis quinze jours elle souffre du ventre. Dès le début, elle a souffert beaucoup et dans tout l'abdomen sans avoir de point initial net.

Les vomissements ont débuté en même temps que la douleur. Ils étaient verdâtres, bilieux au début. Depuis deux jours la malade ne peut plus garder de liquide et rend immédiatement tout ce qu'elle prend.

Pendant les huit premiers jours, malgré l'intensité de ses douleurs, la malade se levait encore et pouvait se tenir debout pendant quelques heures. Depuis huit jours, les douleurs, de plus en plus fortes, ne lui permettent plus de quitter le lit. Néanmoins elle n'a vu qu'hier soir un médecin, dont le premier soin a été de l'envoyer à l'hôpital, où elle arrive délirante et sans force.

Elle aurait perdu, à plusieurs reprises, du sang depuis quinze jours. L'interrogatoire, très difficile, nous fourni des renseignements contradictoires sur ces métrorrhagies, sur l'existence de pertes blanches ou de troubles abdominaux antérieurs.

Tout ce qu'on peut savoir, c'est que cette jeune fille vit avec son amant et n'a jamais eu ni accouchement ni fausse-couche.

A l'examen, cette jeune malade, admirablement constituée, nous présente un abdomen ballonné, très tendu et tellement douloureux que la moindre palpation arrache des cris à la patiente et qu'il est impossible de pratiquer un examen externe sérieux. La percussion ne dénote pas de matité dans les flancs, sauf au niveau de la fosse iliaque droite où existe peut-être un peu de submatité. Au toucher vaginal, col arrondi, ferme, sans aucune trace de ramollissement, pas ouvert. La pression, dans les culs-de-sac, est très douloureuse, mais on ne sent rien qui bombe. Seulement, dans le cul-de-sac postérieur, assez haut situé, dans la concavité sacrée, on sent une petite masse dure et très douloureuse, grosse comme une mandarine. Ce doit être une annexe enflammée et prolabée.

Le pouls est à 140 quand je l'examine pour la première fois vers 10 heures. Deux heures plus tard il est incomptable; la respiration est très fréquente, les vomissements incessants, le facies grippé et, bientôt, les membres se refroidissent. La température est de 37°5. Tout dénote l'existence d'une péritonite généralisée. Le chirurgien de garde,

M. Lyot, appelé en toute hâte, se borne à constater l'état désespéré de la malade (elle mourait vers 10 heures du matin). Son diagnostic était péritonite généralisée de cause inconnue.

Sous l'empire des idées que nous avait données le cas précédent, devant les lésions que nous avions senties dans le cul-de-sac postérieur, devant l'impossibilité où nous étions d'attacher une importance quelconque aux renseignements fournis par la malade, sauf à celui de métrorrhagie puisqu'elle perdait encore un peu, nous avions supposé qu'il s'agissait peut-être là d'une péritonite consécutive à une rupture de salpingite.

L'autopsie nous démontra la justesse de cette hypothèse. Pus dans tout le ventre, fausses membranes sur l'intestin rouge et dilaté, rien à l'appendice ni aux annexes droites, mais annexes gauches prolabées dans le Douglas; trompe entourant l'ovaire, dilatée et présentant en haut et en avant une déchirure à travers laquelle on fait sortir du pus par la pression.

Telles sont mes deux autopsies; elles prouvent bien la réalité des ruptures[1] des salpingites et la gravité de cette complication.

Voici maintenant, tout à fait résumées, deux observations cliniques :

Observation III

Il y a quelques années mon excellent maître et ami, M. Legueu, examinait une femme se plaignant depuis quelque temps de douleurs vives dans le ventre. Il constata une tumeur anté-utérine, molle, très douloureuse. Voulant en préciser le volume et les connexions, il pratiqua une palpation répétée et un toucher vaginal attentif et soutenu.

[1] Et des ouvertures.

Au cours de cette dernière exploration il détermina tout d'un coup une violente douleur et, au même instant, il vit la tumeur devenir plus molle, moins tendue. Il n'en fallait pas davantage pour fixer son diagnostic. Il s'agissait évidemment d'une rupture d'une poche purulente, et M. Legueu décida d'intervenir immédiatement. La laparotomie lui montra une salpingite située dans le cul-de-sac vésico-utérin et laissant écouler du pus dans le péritoine par une petite fente. Il enleva la trompe, assécha le péritoine, referma en drainant et la malade guérit.

Observation IV

Au mois de mars dernier, Mme R..., de Chalonnes, souffrant depuis très longtemps du ventre, mais beaucoup plus malade depuis un mois, montait péniblement mon escalier, quand, tout à coup, elle fut prise d'une si violente douleur dans le bas-ventre qu'elle faillit tomber et qu'on fut obligé de la porter presque sans connaissance dans mon cabinet de consultation. D'après les renseignements qui me furent donnés, non par la malade, mais par une de ses parentes, j'appris que Mme R... avait depuis longtemps des pertes blanches abondantes, survenues vraisemblablement à la suite d'une fausse-couche, en 1896. A plusieurs reprises les règles avaient été très prolongées. Les douleurs, à peu près continues, avaient augmenté peu à peu, rendant la marche pénible, exigeant, mais rarement, le repos au lit. Jamais la malade n'avait eu de crise aussi violente que celle à laquelle j'assistais.

La palpation du ventre était très difficile, mais avec un peu de patience j'arrivai à déprimer l'abdomen et à sentir dans le côté gauche du bassin et dans la fosse iliaque correspondante une tuméfaction assez régulière.

Au toucher vaginal, cul-de-sac postérieur et cul-de-sac

latéral gauche peu dépressibles, mais ne bombant pas, utérus immobilisé, à col gros, ouvert.

Mon diagnostic fut : salpingite rompue ou ouverte par le pavillon de la trompe dans le péritoine. Je fis porter la malade à ma maison de santé et je la soumis au repos horizontal, à la glace sur le ventre, aux piqûres de morphine. J'étais décidé à l'opérer le soir même, si les symptômes douloureux ne s'amendaient pas, surtout s'ils s'accompagnaient de réaction péritonéale. La malade vomit une fois en arrivant. Le soir, à 6 heures, la T était de 39°5, la douleur très violente mais bien localisée. Le pouls à 95 était bien battu et le facies était bon. J'attendis au lendemain, et je pus constater que l'état s'améliorait. Le ventre était un peu moins douloureux, la T de 38°2, le pouls à 85 et excellent. Je continuai la glace sur le ventre et fis commencer les grands lavements et les grandes injections vaginales ; au bout de quatre jours l'état général était parfait, mais la douleur persistait, ainsi qu'une tumeur très nette à gauche.

Je fis la laparatomie le dixième jour après le début des accidents et je trouvai une volumineuse trompe, remplie de pus ; après l'avoir évacuée, je pus l'extraire assez facilement du ventre.

En arrière, des fausses membranes nombreuses, mais molles, unissaient la trompe au cul-de-sac de Douglas. Je pus constater, en examinant la pièce, qu'elles correspondaient à un point particulièrement friable de la paroi salpingienne, point par où s'était vraisemblablement faite une petite fuite de pus.

La malade guérit sans incidents.

Cette malade a eu certainement une poussée de pelvipéritonite par inoculation directe ; elle en était guérie quand je l'ai opérée, et, si je suis intervenu, c'est que la salpingite, très volumineuse, était très ancienne et par conséquent peu sujette à régression.

J'ai cité l'histoire de Mme R. pour montrer qu'il y a, au

cours des salpingites, des péritonites[1] guérissant spontanément, et pou- l'opposer aux histoires si tristes des deux premières malades.

Comme conclusions, j'en arrive à dire que la péritonite par rupture de salpingite est d'un diagnostic ordinairement facile.

Sa marche est très variable, bénigne; cette complication peut devenir mortelle.

La thérapeutique étant basée sur le diagnostic exact de cette évolution, comment faire ce diagnostic?

1° Par l'examen comparé du pouls et de la température. Si la température monte pendant quelque temps, il ne faut pas s'inquiéter outre mesure. Les caractères du pouls sont bien plus importants. Si, après avoir été fort et bien battu, le pouls devient rapide et petit, le pronostic est mauvais, que la température soit haute ou basse[2].

2° Par la marche des phénomènes de réaction péritonéale. Si, au bout de vingt-quatre heures, la douleur n'a pas tendance à se localiser, si les vomissements persistent, si le ballonnement est intense, surtout si le facies est défait, il faut intervenir sans hésitation et intervenir par la voie haute, par la laparatomie, qui permet, mieux que toute autre, de drainer la péritonite et d'enlever sa cause.

Si, au contraire, tous ces phénomènes péritonéaux s'amendent ou se localisent sous l'influence de la glace et du repos, il faut attendre et traiter la salpingite médicalement. Si elle est récente, on arrivera souvent à la faire disparaître totalement; si elle est vieille, on fera disparaître les poussées péritonitiques et on pourra ensuite pratiquer l'extirpation dans d'excellentes conditions.

[1] Consécutives à une rupture de la trompe.

[2] Elle est ordinairement haute. Le phénomène si important de la dissociation, T basse et pouls rapide, existe surtout dans les péritonites d'origine gastro-intestinale.

Néphroptose et Lithiase biliaire

La lithiase biliaire est tellement variée dans ses manifestations, ses symptômes s'éloignent parfois tellement de la règle commune, que nombre de calculs du foie sont méconnus. Les troubles qu'ils occasionnent sont souvent rapportés à des affections voisines, par exemple à des maladies de l'estomac, de l'intestin ou du rein. Je ne veux m'occuper ici que de ce dernier cas, c'est-à-dire de ces faits où le clinicien se trouve embarrassé pour savoir quel est l'organe malade, le rein ou les voies biliaires. Je limite même le problème au cas suivant : Un sujet, le plus souvent une femme, présente de la douleur du côté de l'hypochondre droit et de l'épigastre, des troubles dyspeptiques variés, sans ictère, en même temps il a un rein droit abaissé, quelquefois franchement mobile. Ce malade est-il un biliaire ou un urinaire, un hépatique ou un rénal ? Je crois que souvent on est trop porté à accuser le rein mobile et je n'en veux pour preuve que les nombreux faits de néphropexie où, malgré l'excellente et définitive fixation du rein, les symptômes douloureux ou dyspeptiques ont continué comme avant l'intervention. En mettant de côté un grand nombre de névropathes qui, la plupart du temps d'ailleurs, n'auraient pas dû être opérés, ne devons-nous pas chercher quelquefois la cause des insuccès de la néphropexie dans des erreurs de diagnostic ? Autrement dit, n'a-t-on pas fixé souvent des reins, qui, quoique flottants, étaient innocents de tout mal ? Je le crois, et j'imagine qu'une laparotomie parabiliaire, respectant le rein, aurait soulagé parfois des malades auxquels la néphropexie n'a apporté que désillusions.

Cette laparotomie parabiliaire, de préférence latérale, permet d'explorer tous les organes de l'hypochondre droit, foie, voies biliaires, pylore, angle colique, et également le rein. Aussi, quand le rein n'est pas le siège de rétention, d'hydronéphrose, quand il n'est pas l'origine évidente des troubles observés, serais-je assez porté à ne pas faire d'emblée la néphropexie lombaire et à aller plutôt voir en avant ce qu'il y a. J'ai la conviction qu'en agissant ainsi on trouvera assez souvent de la lithiase vésiculaire, lithiase sans phénomènes ictériques, comme on le sait, mais néanmoins très douloureuse parfois. Je me résume : la lithiase biliaire avec migration des calculs ne peut être confondue avec le rein mobile. Il n'en est pas de même de la lithiase purement vésiculaire, assez souvent unie au rein mobile ; elle se traduit, non par des troubles biliaires caractérisés, mais par des douleurs du côté droit et de l'épigastre, par des troubles gastriques qu'on impute à la néphroptose plus facile à constater.

En raison même de ces faits, il faut se défier et ne fixer ces reins non rétentionnistés qu'après de multiples examens cliniques et au besoin après une laparotomie latérale exploratrice.

Mes deux observations viennent corroborer ces conclusions.

Observation I (résumée)

Ma première malade a été observée dans le service de mon maître Quénu, suppléé en septembre 1897 par M. Sébileau. Agée de cinquante ans environ, cette femme souffrait depuis longtemps de crises gastriques très violentes, revenant surtout après les repas, parfois suivies de vomissements. La répétition de ces crises avait amené la malade à un amaigrissement considérable et l'avait décidée à consulter un chirurgien. L'examen nous apprenait les faits suivants :

femme très amaigrie, très pâle, sans ictère, présentant une paroi abdominale très flasque et de plus largement éventrée. Le rein droit est extrêmement abaissé et jouit d'une mobilité verticale et transversale excessive; il est douloureux quand on l'énuclée entre les doigts.

Il y aurait eu, à plusieurs reprises, des mictions très abondantes succédant à une anurie relative. Les urines examinées ne contenaient pas de pigments biliaires. Les réflexes rotuliens étaient plutôt exagérés.

Je pensais au rein mobile déterminant des troubles douloureux et dyspeptiques. M. Sébileau, sans nier l'importance du rein mobile, fut d'avis d'agir indirectement sur lui en rétablissant la paroi abdominale, en faisant une véritable sangle naturelle par la cure radicale de l'éventration. La laparotomie fut donc pratiquée, mais, avant de refaire les plans de la paroi, M. Sébileau eut la curiosité de passer la main sur les divers organes du ventre et il en fut récompensé par la découverte d'une vésicule biliaire bourrée de calculs qui fut immédiatement enlevée. L'éventration fut ensuite traitée. Je passe sur les suites de l'opération, qui furent des plus simples.

La malade se rétablit vite, put manger sans douleur. Ses crises ne revinrent plus et cependant son rein se promenait toujours.

Observation II

Ma seconde malade est âgée de quarante-deux ans et a été opérée le 20 mars dernier à ma maison de santé. Elle souffre de l'estomac depuis de longues années, mais, depuis deux ans surtout, les crises reviennent après tous les repas, tenaces, cruelles, irradiant dans tout le ventre, surtout du côté droit. Les irradiations s'étendent jusqu'à la cuisse droite et, à plusieurs reprises, dans l'épaule du même côté. La malade vomit de temps à autre ses aliments. Elle a maigri de quatre à cinq kilos depuis trois mois et a beaucoup pâli. Je la trouve, à mon premier examen, un peu jaune; mais elle me prétend avoir été toujours ainsi. Elle est très maigre et très facile à examiner. L'inspection ne décèle rien. La palpation est douloureuse, un peu dans l'épigastre, beaucoup dans l'hypochondre droit, où se sent une tuméfaction. Le palpe bimamuel, dénote un ballottement très net de cette tumeur qu'on peut faire remonter assez facilement. Elle est sonore à la percussion. C'est manifestement le rein droit qui est abaissé et mobilisable. Mais, en outre, le foie est certainement abaissé, comme le montre la palpation mieux que la percussion. Les réflexes sont exagérés. La malade, qui est une nerveuse, à un goître, un peu de fixité du regard, et un pouls constamment à 125, 130.

Les selles sont normales comme coloration. Les urines, examinées par M. Tabuteau, n'ont que des traces insignifiantes de pigments biliaires.

Mon diagnostic flottait entre plusieurs hypothèses : j'hésitais entre un rein mobile, une affection hépatique ou pylorique.

La présence du rein mobile, bien constatée par moi, pouvait certes suffire à expliquer tous les symptômes, même la présence des quelques pigments biliaires; mais la répétition des douleurs, constamment après les repas, toujours sous formes de crises, sans diminution de la quantité des urines, me paraissait plutôt en rapport avec une affection pylorique [1].

Cette dernière hypothèse ne me satisfaisait pas non plus tout à fait, car les vomissements n'avaient jamais été très abondants; et je pensais plutôt à une tumeur du foie ou de la vésicule biliaire, comprimant le foie ou le duodénum.

Comme la tumeur, un peu douloureuse, siégeait tout à

[1] Il faut cependant savoir qu'un rein mobile, sans troubles rénaux, peut déterminer tous les signes du rétrécissement pylorique ou sous-pylorique.

fait dans l'hypochondre droit, je me décidai pour une laparotomie latérale, résolu, si je ne trouvais rien à faire de ce côté, à fermer immédiatement, pour pratiquer de suite la néphropexie lombaire[1].

Je tombai sur un foie très abaissé. Son bord antérieur, facile à attirer dans la plaie, cachait complètement une vésicule pourtant dilatée, et cette vésicule contenait un fort calcul, que la palpation permettait aisément de sentir. Après avoir exploré extérieurement la région du cholédoque et du canal cystique, je m'en rapportai à l'absence complète d'antécédents ictériques pour conclure à la perméabilité des voies biliaires inférieures. Je fis la cholécystectomie.

La vésicule, absolument plaquée contre le foie, fut d'abord ponctionnée et ensuite décollée, puis sectionnée et liée au niveau du canal cystique. La seule difficulté de l'opération fut une hémorrhagie abondante du foie, pour laquelle j'essayai successivement la compression, la cautérisation et enfin la suture à distance peu serrée[2].

La paroi fut refermée par trois plans de suture et un drain fut laissé sous le foie, par crainte d'une hémorrhagie. Le calcul est gros comme une petite noix.

Les suites furent absolument simples et la malade se levait le 17e jour, mangeant de tout, ne souffrant plus et absolument satisfaite de son sort.

Pourtant son rein droit est mobile comme me l'ont fait constater d'abord l'examen clinique, ensuite l'exploration intra-abdominale.

[1] Ce que j'ai fait dans un cas avec succès.

[2] Dans une plaie considérable du foie que j'ai eu à traiter d'urgence à l'hôpital Cochin, j'ai obtenu un beau succès avec ces sutures à distance, peu serrées (V. *Presse médicale*, 1897).

Cancer du gros intestin
Considérations techniques sur son exérèse

Le cancer du gros intestin est à l'ordre du jour depuis plusieurs années. Nombre de thèses et de savants mémoires ont été publiés depuis peu sur ce sujet, et il pourrait sembler superflu de l'étudier encore. Cependant quelques autopsies que j'ai faites, quelques expérimentations que j'ai tentées sur le chien et le cadavre, enfin deux opérations que j'ai pratiquées sur le vivant, m'ont suggéré un certain nombre de réflexions que je désire fixer ici en quelques pages.

Je laisse avec intention de côté les cancers inextirpables. pour lesquels tout a été dit, tout a été pratiqué depuis l'anus artificiel jusqu'aux variétés les plus complèxes d'anastomoses et d'exclusions intestinales.

Parmi les cancers extirpables, je reconnais deux variétés : l'une dans laquelle, après l'extirpation, on peut approcher les deux bouts et les unir, soit bout à bout, soit latéralement ; l'autre, dans laquelle le segment enlevé est si étendu, que l'anastomose ne peut plus être tentée qu'entre des anses très éloignées et dissemblables.

I. *Cas. Il s'agit d'un cancer relativement peu étendu dans lequel les deux bouts peuvent être rapprochés.*

Deux méthodes sont en présence, l'entérorrhaphie circulaire et l'anastomose latérolatérale après fermeture des deux bouts.

Celle-ci a comme avantages d'être tout à fait bien réglée et de créer un orifice très grand qui ne risque pas de se rétrécir dans l'avenir. Elle est aussi plus pratique, quand, par suite de l'occlusion, il y a une très grande différence de calibre entre les deux bouts.

En revanche, elle présente des inconvénients très graves; nous devons citer surtout l'*économie* à laquelle elle condamne le chirurgien. Pour la pratiquer, en effet, il faut des bouts d'intestin longs et mobiles; il faut, non seulement que ces bouts viennent en contact, mais qu'ils puissent encore se juxtaposer sur une assez grande étendue, l'anastomose devant toujours siéger à bonne distance des deux cæcums artificiels. Je pose donc en fait qu'avec une résection sérieuse, suffisamment large du gros intestin, on aura peu de chances de pouvoir pratiquer l'anastomose latérolatérale et qu'on devra s'estimer heureux si l'entérorrhaphie circulaire est possible.

Celle-ci présente l'inconvénient, sans doute, d'exposer un rétrécissement. Mais cet inconvénient disparait avec la modification que je propose et qui consiste à associer à toute suture circulaire du gros intestin une anastomose iléosigmoïde.

Voici le plan que j'ai mis à exécution sur le cadavre et que je compte suivre à ma première opération sur le vivant :

1° Extirpation de l'anse malade;

2° Réunion par entérorrhaphie circulaire.

Les sutures sont d'un emploi général et je les ai employées moi-même. Cependant, je crois qu'il y aurait ici avantage à se servir du bouton de Murphy.

Voici pourquoi. Dans les anastomoses du gros intestin on repousse l'usage du bouton pour deux raisons principales :

a) D'abord parce que les matières solides à cet endroit obstruent la lumière du bouton et qu'il peut y avoir obstruction;

b) Ensuite parce que le bouton expose à un rétrécissement pour la suite.

Ces deux raisons n'existent plus. L'obstruction ne peut se produire puisqu'il n'y aura plus de matières dans le gros intestin, et qu'il y circulera seulement des sécrétions glandulaires ; le rétrécissement relatif n'a pas plus d'importance pour la même cause.

3° Un coup de pince écrasante est donné sur la terminaison de l'iléon, qui est sectionné et fermé en quelques minutes du coté cæcal. Du côté de l'intestin grêle, l'iléon est abouché, soit latéralement, soit termino-latéralement à l'anse sigmoïde. Cette approximation pourra se faire au bouton également ; parce que cette manière est plus courte ; parce qu'elle n'a pas ici les ennuis possibles de la méthode de Murphy. En effet, les matières sont encore à peu près liquides à cet endroit et n'engorgeraient pas le bouton. De plus, on peut donner à celui-ci son plus gros diamètre, parce qu'il tombe dans la dernière partie du gros intestin et qu'il en sera expulsé facilement. Ce diamètre plus considérable rend encore plus impossible l'obstruction du bouton, d'une part, et le rétrécissement ultérieur de la bouche anastomotique.

Somme toute, je propose, après une extirpation de cancer colique qui a permis l'entérorrhaphie circulaire, de pratiquer une exclusion unilatérale du gros intestin avec anastomose iléosigmoïde.

Quels sont les avantages de cette modification à l'opération classique? quels sont aussi ses inconvénients ?

On peut objecter :

1° Qu'elle n'est pas toujours possible. Cela est vrai quand l'anse sigmoïde est très fixe. Je réponds qu'on peut s'en assurer au début de l'opération, modifier en conséquence son plan opératoire et s'en tenir alors à l'entérorrhaphie ordinaire avec sutures ;

2° Qu'elle suprime une partie de l'intestin pour l'absorption et qu'elle expose à la diarrhée. Les faits, nombreux déjà, d'iléosigmoïdostomies simples sans résection d'intestin, montrent que les malades peuvent engraisser vite et qu'ils sont très exceptionnellement exposés à la diarrhée.

L'objection n'est donc pas valable[1].

3° On peut objecter, contre ma modification qu'elle allonge l'acte opératoire et qu'elle le rend plus grave. D'après ce que je sais personnellement des anastomoses intestinales et gastriques, je réponds que l'anastomose iléosigmoïde durera 15 ou 20 minutes au plus, surtout si on se sert du bouton. Comme elle permet d'employer également le bouton pour l'entérorrhapie circulaire, elle fait gagner beaucoup de temps sur la première partie de l'opération. Je ne crois donc pas que l'iléosigmoïdostomie puisse allonger beaucoup l'intervention dans son ensemble.

Quant à la gravité, on peut affirmer que les anastomoses pratiquées en tissu sain sont absolument inoffensives.

Comme avantages bien positifs, j'aperçois les suivants. Je ne veux pas parler de la gravité moindre; les faits nous démontreront un jour si elle est moindre ou plus grande.

Mais, même avec une gravité immédiate un peu augmentée, je vois à l'iléosigmoïdostomie trois avantages très sérieux :

1° Les matières ne passant plus au niveau de la cicatrice colique, celle-ci n'est plus irritée et la récidive doit en être reculée d'autant.

2° Si la récidive doit venir, elle n'amène plus qu'un ordre de symptômes, ceux qui sont dus à la cachexie cancéreuse. Les symptômes mécaniques n'apparaissent pas et la stéréorémie ne fait pas ses ravages. On me dira peut-être qu'il serait temps de faire l'anastomose iléocôlique quand viendront les accidents d'obstruction. Mais les accidents peuvent être aigus et l'opération sera faite alors dans de mauvaises conditions. Si les accidents sont chroniques, on n'interviendra vraisemblablement que lorsque la constipation sera déjà ancienne et que l'existence du rétrécissement ne fera plus de doute. Et alors, outre qu'il peut refuser de se prêter

[1] J'ai moi-même pratiqué, avec succès, une iléosigmoïdostomie pour occlusion intestinale. Depuis cette opération, qui date de six semaines, le malade n'a eu la diarrhée que les deux premiers jours.

à une nouvelle opération, le malade est intoxiqué et sa résistance vitale est amoindrie. N'aurait-il pas été plus logique de lui laisser, par une opération préventive simple et définitive, toute sa force pour lutter contre la maladie cancéreuse.

3° Le troisième avantage est de n'avoir précisément à faire aucune opération contre la récidive.

Comme conclusion, l'iléosigmoïdostomie complémentaire doit rendre la récidive locale plus tardive dans ses apparitions, plus lente dans sa marche à cause du meilleur état général du patient. Enfin, elle ne nécessite plus aucune opération en cas de récidive.

II. *Cancers qui, après l'extirpation, ne permettent pas l'anastomose des deux portions restantes du gros intestin.*

Il faut alors boucher les deux bouts et pratiquer l'anastomose de l'intestin grêle et du gros. Mais comment faire celle-ci? *On ne peut faire une simple iléo-côlostomie.* Car l'anse cæcale, fermée d'un bout par la suture, est fermée de l'autre par la valvule de Bauhin. C'est donc une anse soumise à l'exclusion complète condamnée aujourd'hui. L'iléo-côlostomie doit être accompagnée d'une fermeture de la terminaison de l'iléon et de l'établissement d'une fistule cæcale. Somme toute iléo-côlostomie associée à exclusion ouverte de l'anse cæcale.

On peut essayer, comme M. Tuffier, l'*anastomose cæco-rectale.* Outre qu'elle ne doit pas être toujours facile, elle a donné une mort entre les mains de son promoteur.

Je propose de diviser, à ce point de vue, les cancers étendus du gros intestin en deux groupes : ceux qui sont situés sur la gauche, à partir du milieu du côlon transverse, et ceux qui sont situés sur la droite.

Pour les premiers, la conduite qui semble la plus logique, c'est l'iléo-côlostomie avec fistule de l'anse cæcale.

Mais, pour les seconds, il y a mieux à faire. Toutes les fois que, pour libérer le cancer ou pour mobiliser la partie saine à sectionner, on aura dépassé à droite l'angle côlique, on pourra se donner le luxe de décoller le côlon ascendant et le cæcum, qui viennent tout seuls. La partie difficile et dangereuse à décoller est, en effet, l'angle côlique quand celui-ci est mobilisé ; on peut, sans aggraver l'opération, amener au dehors le cæcum et la terminaison de l'iléon sur laquelle porte alors la section.

On a alors deux bouts de l'intestin. L'un sur le côlon transverse est bouché immédiatement ; l'autre sur l'iléon qu'on anastomose au côlon.

Mais, là encore, il ne faut pas anastomoser l'iléon trop près de la section colique.

D'abord, parce que c'est plus difficile, puis parce que les matières fécales viendront irriter la cicatrice colique et favoriseront la récidive. L'anse qui se met le plus facilement en contact avec la terminaison de l'intestin grêle est ordinairement l'anse sigmoïde, et ceci est à considérer car la termison de l'iléon est souvent assez fixée par la fin du mésentère et on a avantage à l'unir sans traction à l'anse côlique la plus proche.

Tout ceci revient à dire qu'une extirpation plus large du gros intestin me semble souvent préférable à l'établissement d'une fistule cæcale.

Les observations qui suivent ont été pour moi l'occasion principale des réflexions que je viens d'exposer, et c'est pourquoi je les publie, bien que je n'y aie pas employé l'une ou l'autre des méthodes qui me paraissent aujourd'hui les meilleures.

Observation I

Cancer du côlon. Extirpation. Anastomose latérale après fermeture des deux bouts. Mort.

M. G... de Bouzillé, Maine-et-Loire, 35 ans, boucher, entre à ma maison de santé le 8 mai 1900.

Depuis un an cet homme souffre par intervalles dans le ventre. Des coliques violentes l'empêchent de travailler pendant un jour et quelquefois plus. Puis tout rentre dans l'ordre sans qu'il ait de débâcles.

La constipation, habituelle depuis de longues années, a augmenté progressivement depuis un an et surtout dans ces derniers mois. Depuis dix jours, le malade n'est allé qu'une fois à la selle, et encore n'a-t-il eu qu'une petite évacuation de matières dures.

A trois ou quatre reprises, il a eu de la diarrhée pendant vingt-quatre ou quarante-huit heures, sans hémorragie intestinale.

L'appétit est presque complètement disparu.

L'état général est mauvais et l'amaigrissement est notable.

Depuis deux mois le malade aurait maigri de vingt-cinq livres au moins.

A l'examen, le malade présente, dans le flanc droit, une tumeur paraissant grosse comme le poing au moins.

Cette tumeur est sonore, mobile dans tous les sens, en haut, en bas et transversalement. En haut, on ne peut la faire rentrer complètement sous les côtes. En bas, on peut la faire descendre jusqu'à la crête iliaque.

La palpation, un peu douloureuse, permet de constater que la tumeur n'est pas régulière, mais bosselée.

Elle semble bien indépendante du foie et de la vésicule biliaire.

Le diagnostic est : cancer du gros intestin.

Opération le 10 mai.

Incision médiane qui permet facilement, étant donnée la laxité de la paroi, d'explorer le flanc droit.

La main, introduite dans le ventre, rencontre une tumeur allongée de haut en bas dans l'hypochondre et dans le flanc droits. Je puis attirer cette tumeur dans la plaie, tout au moins sa partie antérieure, et je puis constater qu'elle siège sur le côlon ascendant et qu'elle atteint l'angle droit du côlon. Le cæcum, qui ne semble pas atteint, est très dilaté et ne se laisse pas attirer d'abord vers l'incision.

Malgré cela, devant la mobilité transversale de la tumeur qui jouit également à un moindre degré d'une mobilité antéro-postérieure, j'espère que je pourrai extirper le tout dans de bonnes conditions, après avoir libéré les mésos et je me décide pour l'éxérèse.

Je commence par séparer les brides qui unissent la vésicule biliaire et l'estomac à l'angle côlique, ce qui permet d'attirer ce dernier un peu plus en avant. Puis je décolle cæcum et côlon de la paroi postérieure de l'abdomen. Ce décollement, facile au niveau du cæcum, devient très ardu sur le côlon ascendant et surtout sur l'angle côlique. Ces dernières parties sont adhérentes à la portion verticale du duodénum et je mets à nu les fibres musculaires de l'anse duodénale. Toute la face antérieure de la tête pancréatique est mise à nu et je passe plus de vingt-cinq minutes à placer des ligatures sur cette région. Je finis par faire une hémostase satisfaisante. Les vaisseaux côliques ont été liés au fur et à mesure de la section des côlons. Il ne reste plus qu'à sectionner l'anse libérée. Pour plus de simplicité, je fais porter la section non sur le cæcum, mais sur l'intestin grêle d'une part, et d'autre part sur le côlon transverse à bonne distance du néoplasme. J'avais fait la coprostase avec des pinces courbes de Doyen.

La tumeur enlevée, je fermai les deux bouts et j'anastomosai l'iléon et le côlon transverse à 7 ou 8 centimètres de leur cæcum artificiel. Cette anastomose fut assez pénible et j'aurais dû y renoncer en voyant combien mal se faisait la juxtaposition de mes anses.

Je refermai le ventre en laissant deux tubes de caoutchouc et une mèche de gaze iodo)rmée, en prévision surtout d'une hémorrhagie pancréatique.

L'opération avait duré deux heures dix minutes, d'abord

à cause de sa difficulté, puis pour plusieurs ennuis de chloroforme.

Les quatre premiers jours, le malade, qui s'était facilement réchauffé, alla très bien.

Vomissements chloroformiques rares le premier jour, T. de 37°8. Le malade avait eu 1 l. 1/2 de sérum après l'opération.

Le lendemain, pouls à 90, T. de 37,4 et de 37°7.

Le troisième jour, pouls à 90,92, pulsations T. de 37,2 et de 37°5. Je recommençais à prendre confiance. Le malade, très peu abattu, absorbait un peu de champagne, de grog, de lait. On lui faisait 1 l. 1/2 de sérum par jour.

Le pansement fut changé le troisième jour. Il était souillé par un peu de sang, mais les tubes ne donnaient plus rien. J'en enlevai un et refis le pansement à la gaze iodoformée.

Le quatrième jour, tout va très bien ; pouls excellent, 85 à 90, T. de 37,3 et 37°5. Le malade est gai et n'a aucune sensation de malaise.

Dans la nuit du quatrième au cinquième jour, agitation et insomnie qui cèdent à une piqûre de morphine.

Le cinquième jour *au matin*, malade abattu. T. 37, pouls de 95. Le soir, à 5 heures, T. 37°6, pouls à 120. Mauvais état général. Je défais le pansement et je le trouve souillé par du liquide jaune verdâtre. Les sutures avaient évidemment lâché ou le duodénum avait une ulcération secondaire. Je défais deux points de suture pour permettre à l'épanchement stercoral, s'il doit être abondant, de sortir au dehors.

Dans la nuit, diarrhée effroyable, plus de trente selles.

Le sixième jour au matin, je ne trouve plus qu'un moribond refroidi des extrémités, le faciès tiré, n'ayant plus qu'un souffle quoique conservant toute sa lucidité. Un véritable flux de matières jaunes absolument liquides, avec quelques grumeaux, s'écoule dans son lit d'une façon presque continue.

Devant l'état du malade, je considère la situation comme perdue et me borne à refaire le pansement. Tout mon espoir est dans le sérum. Trois litres sont injectés en deux fois. Bismuth et opium à l'intérieur.

A huit heures du soir, le malade succombait, n'ayant vomi qu'à deux ou trois reprises du liquide noirâtre, qui ordinairement est d'un si mauvais augure.

Observation II

Cancer de l'angle côlique droit. Résection de l'intestin, entérorrhaphie circulaire. Guérison

La nommée Augustine G..., 58 ans, journalière, demeurant à Angers, rue de la Chalouère, entre à l'Hôtel-Dieu, le 20 août, dans le service de mon ami le Dr Papin, suppléant M. le professeur Legludic.

Elle souffre dans le ventre depuis un an environ. Les douleurs ont été d'abord mal localisées : tantôt très intenses dans la région lombaire, tantôt beaucoup plus vives dans les fosses iliaques.

Depuis trois mois seulement la douleur s'est beaucoup mieux localisée. Depuis cette époque la malade se plaint surtout de l'hypochondre droit. Enfin, il y a un mois, on remarque une tumeur en ce point qui est le siège de la douleur. Mme G... aurait eu, dans le courant de l'année, quelques crises d'anémie ; mais elle ne donne à ce sujet que des renseignements peu précis. Tout ce que nous avons pu constater, c'est qu'elle urinait fréquemment.

Elle donne des détails beaucoup plus nets sur une obstruction intestinale qu'elle aurait eue il y a deux mois : douleurs abdominales, vomissements, ballonnement du ventre, constipation opiniâtre ; le tout cédant en une débâcle considérable.

Pas de melœna. Amaigrissement considérable.

Examen. — A la demande du Dr Papin, j'examine cette malade et je constate :

Aspect extérieur d'une cachectique, couleur blanc-jaunâtre.

L'examen du côté droit décèle une tumeur du volume d'une orange, bosselée, qu'on peut promener du rebord des fausses côtes droites jusqu'à la fosse iliaque du même côté.

Je diagnostique un cancer de l'angle côlique, après avoir pensé tout d'abord à un rein flottant, altéré. J'éliminai cette dernière hypothèse, pour cette raison qu'ayant placé la tumeur dans la fosse iliaque il me sembla reconnaître le rein dans sa situation normale, peut-être un peu bas.

Je proposai l'opération et la malade passa à la clinique chirurgicale où je l'opérai le 24 août dernier.

Opération. Laparatomie latérale sur le bord externe du muscle droit. Paroi flasque, mais encore assez épaisse.

Le ventre ouvert, on constate une tumeur de l'angle droit du côlon, tumeur très mobile. On libère l'angle côlique en sectionnant les brides épiploïques qui l'unissent à l'estomac et le méso qui le fixe en arrière. Ceci fait, l'hémostase bien assurée par des ligatures au catgut, je place à chaque extrémité du cancer, à quatre ou cinq centimètres en dehors, deux grandes pinces courbes de Doyen. L'intestin est sectionné entre les pinces et la tumeur est enlevée.

L'opération est terminée par une entérorrhaphie circulaire à deux plans de suture en surjet, l'un séro-séreux, l'autre total. Une petite difficulté se présente ; le bout supérieur est plus considérable que l'inférieur, et je suis obligé de le rétrécir au cours de l'entérorrhaphie pour faire une anastomose régulière.

Le ventre est refermé par trois plans de suture.

L'opération a duré 1 h. 20.

Suites opératoires. — Elles ont été des plus simples. La température qui, dans les quatre premiers jours a oscillé entre 37°4 et 37°8, est devenue ensuite normale pour monter un seul soir, le 16e jour, à 38°.

Le pouls s'est toujours maintenu régulier.

Le fonctionnement de l'intestin s'est rétabli le surlendemain de l'intervention; la malade ayant pris une cuillerée d'huile de ricin, a rendu des gaz et des matières fécales.

Les trois premiers jours après l'opération, 1 litre 1/2 de sérum par jour environ, la malade ne prenant que quelques cuillerées de grog.

Le quatrième jour, elle commence à prendre du lait et un peu de riz. Huit jours après l'intervention, les fils sont enlevés, l'état général de la malade est très bon.

Le quinzième jour, la malade commence à manger. Le teint reste jaune paille, l'amaigrissement persiste.

Le 20 septembre, c'est-à-dire 26 jours après l'opération, la malade présente un assez bon état général avec un excellent fonctionnement de l'intestin. Mais l'appétit reste nul et les forces n'augmentent pas.

Le 22 septembre, la malade sort de l'hôpital.

Le 24 octobre je la revois, très contente de son sort, ayant augmenté de cinq livres, moins pâle et plus forte.

Le 10 novembre, il y a quelques jours, elle est revenue me voir, en très bon état. Elle mange beaucoup, engraisse à vue d'œil, n'a plus de douleur, va bien à la selle, a assez de force pour faire tout son ménage. On ne sent rien à la palpation au siège de l'ancien cancer.

Tumeur de 5 à 6 centimètres de long, faisant le tour de l'intestin. La section a porté bien en dehors du tissu néoplasique.

Variété histologique. — Épithélioma cylindrique.

Greffes uretéro-cutanée et uretéro-vésicale successivement pratiquées sur la même malade. Guérison.

La chirurgie de l'uretère est une des plus modernes conquêtes de la science, et déjà, cependant, elle comprend de nombreuses opérations. Parmi les plus intéressantes, nous devons citer les interventions destinées à réparer les traumatismes de l'uretère.

Quand elle est possible, la suture des deux bouts peut être tentée, mais elle restera longtemps encore une opération difficile et aléatoire, surtout si l'uretère est petit, altéré et friable.

En dehors de la suture bout à bout, sans parler de la néphrectomie, condamnée aujourd'hui, nous possédons les anastomoses urétérales. On peut anastomoser l'uretère à la peau, à l'intestin, à la vessie [1] et c'est évidemment à cette dernière anastomose qu'on doit toujours recourir quand elle est possible.

A mon avis, la greffe uretéro-cutanée définitive n'aura plus que de rares indications. Il sera presque toujours plus rationnel d'aboucher l'uretère à l'intestin, si on ne peut l'amener à la vessie. En effet, l'anastomose uretéro-intestinale a fait ses preuves, et on sait aujourd'hui qu'elle n'expose pas à l'infection ascendante du rein.

D'autre part, l'anastomose uretéro-cutanée constitue une véritable infirmité et doit évidemment céder le pas à la précédente. Toutefois, elle peut dans certains cas rendre de grands services comme opération d'attente et l'observation que j'ai l'honneur de présenter à la Société vient à l'appui de mon assertion.

[1] Les greffes uretéro-uretérale et uretéro-vaginale sont tout à fait exceptionnelles.

Observation

Mme Marguerite B..., 39 ans, ménagère, demeurant à Angers, quai National, entre à l'Hôtel-Dieu d'Angers, 6, salle Sainte-Monique, le 16 août 1900. Depuis un an cette femme souffre beaucoup du ventre, surtout lorsqu'elle reste debout ou qu'elle travaille. Depuis deux mois elle ne peut plus vaquer à ses occupations.

En même temps que ses douleurs, sont apparues des pertes blanches abondantes. Leur odeur, d'abord insignifiante, est devenue intolérable pour la malade.

Les règles reviennent à des époques régulières mais sont très abondantes, durent sept ou huit jours et laissent la malade très affaiblie.

L'amaigrissement est notable, 4 à 5 kilogrammes depuis deux mois.

A l'examen de cette femme, très maigre et, par là même, facile à explorer, je constate au palper abdominal une certaine tension du bas-ventre, sans tumeur. La pression est douloureuse.

Au toucher vaginal, l'utérus apparaît un peu plus gros que normalement : ses limites sont peu nettes et sa mobilité est presque nulle. Les culs de sac sont libres, mais à la palpation bimanuelle on constate, de chaque côté de l'utérus, une résistance diffuse qui semble se continuer avec celle du corps utérin vers la ligne médiane. Le col utérin est gros et ses lèvres sont très dures mais lisses.

Le diagnostic hésite entre cancer du corps utérin et métro-salpingite, mais je penche plutôt vers la première hypothèse, à cause de la fixité de l'utérus et du mauvais état général de la malade qui reste d'ailleurs sans fièvre.

La malade est mise en observation pendant 12 jours. Elle garde le repos le plus complet et prend de grandes irrigations vaginales. Son état s'aggravant, je me décide à l'opérer.

Opération le 28 août 1900.

Laparotomie médiane : le ventre ouvert, on trouve le petit bassin masqué par des amas d'anses intestinales, adhérentes entre elles, et adhérentes au fond de l'utérus. Ces adhérences sont molles, gélatineuses, et faciles à déchirer.

L'intestin est refoulé sous des compresses et on peut alors constater que l'utérus est immobilisé par une annexite double plus prononcée à gauche. On procède à l'hystérectomie abdominale totale : libération pénible des annexes ; puis pincement des ligaments larges avec deux pinces placées au-dessous des annexes. Section des ligaments entre les deux pinces. Décollement de la collerette péritonéale, pincement des artères utérines et ouverture du vagin, qui est immédiatement repéré avec des pinces.

L'hémostase fut très pénible et laborieuse. Quand elle fut satisfaisante, je pratiquai les surjets vaginal et péritonéal. C'est seulement alors que mon interne, M. Turlais, et moi, nous vîmes sur la partie gauche du sujet péritonéal un petit cordon dont l'extrémité passait entre les anses de fil. Il fut facile de reconnaître l'uretère. Je le dégageai alors et, considérant que l'opération avait été déjà trop longue, je me décidai à fixer ce conduit à la peau. Deux drains furent laissés dans le petit bassin.

Suites opératoires. — Très simples. La malade se remonte très facilement.

Le pansement est refait tous les jours deux fois, car l'urine s'écoule librement et continuellement par la fistule urétérale.

Malgré cet écoulement, la plaie s'est réunie par première intention. Les drains sont enlevés le sixième jour et les fils le dixième jour.

Il ne reste qu'une fistule urinaire au-dessus de la symphyse.

L'urine qui s'écoule par l'urètre a été mesurée pendant quatre jours, du quinzième au dix-neuvième jour après l'opération. Invariablement la quantité est de 1000 grammes.

Le 18 septembre, la malade est parfaitement rétablie ; elle mange très bien et n'éprouve aucun trouble.

Elle sort avec une fistule suspubienne d'où s'échappe, très limpide, l'urine du rein gauche. La quantité n'en a pas été mesurée.

Au bout de quelques jours de repos, elle rentre à l'hôpital pour se faire guérir de sa fistule.

Deuxième opération le 4 octobre.

Sous le sommeil chloroformique, un nettoyage sérieux est patiqué sur la paroi abdominale. Pendant ce brossage, un tampon de ouate stérilisée est appliqué sur le bourgeon charnu qui entoure l'extrémité de l'uretère

En changeant souvent de tampon, on arrive à empêcher totalement l'écoulement de l'urine.

L'incision de la paroi est faite sur la ligne médiane, depuis l'ombilic jusqu'à la symphyse des pubis sur la cicatrice de l'ancienne incision, au niveau de la fistule, elle se dédouble pour circonscrire les bourgeons charnus et les parties septiques et les détacher en bloc. La dissection de cette dernière région est poursuivie avec soin jusqu'à la découverte du cordon uretéral dans lequel une sonde cannelée a été glissée momentanément. Une fois le bout d'uretère isolé dans une étendue de un centimètre environ, avec les tissus voisins, on place une pince sur son embouchure, ou mieux sur les bourgeons charnus qui l'entourent.

Jusqu'ici le péritoine pariétal n'a pas été incisé ; on l'ouvre alors, à l'abri de l'irruption urineuse, au-dessus et au-dessous de la fistule uretérale, dans toute l'étendue de la plaie cutanée. Chemin faisant, presque tous les fils de catgut sont retrouvés, enkystés au milieu de petits foyers remplis d'une matière jaunâtre analogue à du sang décomposé. Ces petits foyers sont détergés avec soin, bien que vraisemblablement peu ou pas septiques, avant l'ouverture du pentome.

Après l'incision de la séreuse, le doigt explorant au niveau de la fistule sent facilement un cordon tendu se dirigeant vers la symphyse sacroiliaque, mais adhérent à l'intestin. Après la séparation très facile de ces adhérences lâches, l'uretère apparaît complètement libéré dans une étendue de trois à quatre centimètres, pas ou peu distendu.

Des compresses sont alors placées dans le ventre de façon à bien isoler tout le champ opératoire ; le bout d'uretère est bien enveloppé pendant la recherche de la vessie.

Des adhérences déjà fermes unissent la base de la vessie à la face antérieure du rectum, masquant complètement le Douglas. Je n'insiste pas pour glisser une compresse à cet endroit.

Je cherche à attirer la face postérieure de la vessie en la prenant aussi bas que possible. Mais je vois bientôt que, pour la dégager, il faudrait fendre la séreuse pelvienne que j'ai reconstituée à la première opération par un bon surjet ; je me rends compte aussi que les sutures, à cette profondeur, seraient difficiles. Aussi je saisis simplement un joint quelconque de la paroi vésicale postérieure, situé à deux bons centimètres au-dessus du cul-de-sac péritonéal[1], ou plutôt de ce qui le remplace.

Une petite compresse étant alors glissée au-dessous de mon cône vesical et du cordon urétéral[2], je place une pince hémostatique ordinaire peu serrée sur l'uretère aussi loin que possible de son extrémité libre et j'ai un bout de trois centimètres environ qui se prête bien à mes manœuvres.

J'ai quelque peine à ouvrir nettement la vessie par ponction. Aussi, je l'incise couche par couche, d'abord la séreuse, puis la musculeuse. Je vois alors la muqueuse qui a tendance à faire hernie et que j'attire assez facilement en cône, avant de la fendre.

Ceci étant fait, ma vessie soigneusement tendue sur les côtés et en haut au moyen de petites pinces à intestin, j'in-

[1] Réflexion du peritoine vesico-rectal.

[2] Ce cordon a été préalablement sectionné à un 1/2 centimètre de son embouchure cutanée pour n'avoir à la suture que des tissus bien sains.

cise la muqueuse vésicale et je vais chercher avec assez de difficulté une sonde uretérale préalablement introduite par l'urètre.

Avant de pousser cette sonde dans l'uretère, j'unis par trois points de suture les parties correspondantes postérieures de la fente vésicale et de l'orifice uretéral; ces points comprennent la muqueuse vésicale seule et la totalité de la paroi urétérale. La sonde est alors mise en place, poussée jusqu'à sensation d'obstacle et retirée légèrement.

Des points séparés, semblables aux premiers, unissent latéralement et en avant l'uretère et la vessie. La sonde est complètement recouverte.

Je puis ensuite très facilement repousser vers la cavité vésicale la suture uretéro-vésicale, et je l'enfouis avec une seconde suture en surjet comprenant la paroi externe de l'uretère et la paroi musculo-séreuse de la vessie. Pour plus de sûreté, huit points de Lembert sur les côtés et en avant viennent cacher et ensevelir les sutures précédentes. Tout à fait en arrière, il n'y a pas moyen d'en placer.

Grâce à cette triple suture, l'uretère est adhérent à la vessie, sans être comprimé[1], sur une étendue de plus d'un centimètre.

La pince comprimant l'uretère a été enlevée aussitôt les trois premiers points placés, pour pouvoir insinuer la sonde uretérale qui suffit à empêcher l'écoulement de l'urine.

La petite compresse postérieure a été enlevée après la première suture vésico-uretérale.

Une fois faites, toutes les sutures de réunion, l'uretère n'est plus libre que dans une étendue de 1 à 1/2 cent. Je le recouvre avec trois points séroséreux unissant le feuillet gauche du mésocolon pelvien au péritoine du détroit supérieur.

Somme toute, après l'opération, l'uretère va en ligne droite vers la vessie, parallèlement au détroit supérieur, sans descendre dans le bassin.

[1] La sonde uretérale se meut, en effet, avec facilité.

Un drain de caoutchouc est mis au contact de la région des sutures, et la paroi abdominale est refermée partout ailleurs, suivant mon habitude, par un surjet péritonéal au catgut, par des points séparés musculo-aponévrotiques au catgut, et par des sutures cutanées au crin.

Une sonde de Pezzer est mise à demeure dans la vessie et ramène de l'urine à peine rougie. La sonde urétérale est fixée par un crin aux petites lèvres, et j'ai la satisfaction de voir qu'il s'écoule un peu d'urine par son orifice.

L'opération a duré 1 h. 1/2.

Les suites furent absolument simples. Les urines, dès le second jour, atteignaient 1200 gr., pour monter rapidement à 1500 gr.; malheureusement, on n'a pas recueilli séparément les urines des deux reins.

La sonde urétérale fut retirée le sixième jour et la sonde de Pezzer le dixième jour.

Le drain abdominal avait été enlevé le troisième jour.

Les fils furent enlevés le huitième jour.

Grâce à l'asepsie de la vulve et à de fréquents lavages vésicaux à l'eau boriquée, les urines restèrent propres, et c'est à peine si, pendant les quelques jours qui suivirent l'enlèvement des sondes, la malade ressentit une légère cuisson au moment des mictions.

J'ai revu la malade quatre mois après l'opération. Elle se trouvait très bien et fournissait un travail très pénible, portant des fardeaux et cirant des parquets.

Au mois d'avril 1901, la santé restait excellente. La malade ne ressentait aucune douleur, ni dans le ventre, ni dans la région rénale gauche. Les urines sont très belles [1].

Je désire appeler l'attention sur quelques points de mon observation.

D'abord, pourquoi n'ai-je pas pratiqué, lors de la première opération, l'abouchement immédiat de l'uretère dans la vessie? Parce que l'intervention avait été pénible et

[1] Depuis ma communication, au commencement de juillet, j'ai encore revu la malade qui est très bien.

longue, que l'hémostase laissait à désirer et que je ne pouvais m'exposer à infecter, par de l'urine, l'excellent milieu de culture qu'est le sang extravasé. Puis, je n'avais sous la main aucune sonde convenable et il m'eût été impossible de faire mes sutures dans de bonnes conditions. Voilà pourquoi je fis une greffe uretéro-cutanée, en attendant mieux.

Dans la technique de la greffe uretéro-vésicale ou uretéro-cystonéostomie, j'insiste sur l'emploi de la sonde qui permet de faire des sutures régulières et non sténosantes.

Je veux aussi signaler l'enfouissement de l'uretère dans la vessie. Je crois l'avoir pratiqué d'une façon un peu spéciale.

Quelques chirurgiens ont suturé en masse, par un plan de fils perforants, la totalité des parois uretérale et vésicale.

D'autres se sont contentés d'un seul plan de sutures de Lembert.

Quelques-uns se sont préoccupés de réaliser un abouchement uretéral aussi semblable que possible à la normale : ce sont les suivants :

Wilzel taille dans la paroi vésicale, même le véritable canal oblique ;

Budinger, après avoir inséré l'uretère dans l'orifice vésical, enfouit une certaine longueur de la portion libre du canal dans une dépression de la paroi vésicale qu'il rend permanente par des points de Lembert, vésico-vésicaux [1].

J'ai procédé un peu différemment. En faisant mon ouverture vésicale, j'ai remarqué que la muqueuse se laissait facilement décoller et attirer en cône à travers la plaie musculoséreuse. Je fis d'abord mes sutures unissant la muqueuse vésicale et la paroi entière de l'uretère, puis je refoulai le tout vers la cavité de la vessie. Il me restait alors à suturer la surface externe de l'uretère aux bords de la plaie musculo-séreuse. C'est ce que je fis et je complétai par des points de Lembert.

[1] Voir figure 31, page 259, de la chirurgie de l'uretère de Rochet.

Volumineux sarcome du rein enlevé avec succès par laparotomie

OBSERVATION

Madame H... 58 ans habitant Mazé (Maine-et-Loire) vient me consulter le 25 avril 1899.

Depuis deux ans elle a vu son ventre grossir progressivement jusqu'à atteindre le volume actuel, ce qui inquiète vivement la malade. Elle n'a jamais souffert spontanément et, quand elle reste au repos complet, l'indolence est absolue. Par contre, pendant ses travaux qui sont assez pénibles (car elle est cultivatrice), elle ressent une certaine gène plutôt que de la douleur dans tout le ventre et surtout dans le côté droit. Elle se fatigue très vite et ne peut plus fournir d'effort soutenu. Elle se plaint d'être gênée de la respiration, surtout quand elle monte ou qu'elle porte un fardeau. Depuis quelque temps elle est souvent obligée de s'arrêter en route pour reprendre haleine.

Les fonctions digestives sont également troublées. L'appétit, qui longtemps s'était maintenu bon commence à disparaître. Les digestions sont lentes, difficiles et la constipation, très rare autrefois, devient de plus en plus l'état habituel.

Les règles sont disparues depuis deux ans seulement. Elles ont toujours été normales comme date et comme abondance. Il n'y a pas de pertes blanches, ni d'écoulement d'aucune sorte.

Les fonctions urinaires paraissent normales : c'est à peine si la malade s'est plainte, à deux ou trois reprises, de souffrir en urinant : jamais d'hématurie.

La santé générale, excellente il y a deux ans, a subi une déchéance notable surtout dans ces derniers mois. La malade a maigri d'une vingtaine de livres depuis le mois de novembre, époque des vendanges.

Les antécédents, personnels ou héréditaires, ne présentent absolument rien d'intéressant. Il n'y a aucun cas de tuberculose dans une parenté même assez éloignée.

La malade a eu deux enfants, vivants tous les deux et âgés respectivement de 28 et de 31 ans.

Grossesses et accouchements ont été des plus simples.

Examen. Pratiqué le 25 avril.

L'aspect de la malade est assez défavorable.

Figure amaigrie, peau ridée et jaune.

L'amaigrissement se continue sur les membres et sur le thorax et contraste vivement avec le volume exagéré du ventre.

L'abdomen est distendu sans être étalé; il bombe fortement en avant, la voussure s'étend à l'inspection depuis les côtes jusqu'à la symphyse. La peau est lisse, blanchâtre et amincie. Elle laisse transparaître de grosses veines qui sillonnent sa face profonde et qui sont surtout développées du côté droit.

A la palpation on limite plus aisément la tumeur. C'est une tumeur arrondie qui remplit presque tout le ventre, qui semble toutefois plus développée à droite, car de ce côté on ne peut insinuer la main entre elle et le rebord costal tandis que cette manœuvre est possible du côté gauche. La tumeur est lisse, régulière. La fluctuation est des plus nettes, si on la recherche par la palpation bimanuelle.

Par la chiquenaude on ne détermine aucun flot. La mobilité transversale est très nette.

A la percussion, la matité existe dans toute l'étendue de la tumeur et il n'y a de sonorité que dans l'épigastre, l'hypocondre et le flanc gauche.

Au toucher vaginal on constate un utérus assez petit, dont il est difficile d'apprécier les limites du côté du ventre. Le col est normal, les culs-de-sac sont libres, et il faut appuyer fortement sur la tumeur abdominale pour pouvoir la sentir à travers les culs-de-sac postérieurs et droit.

Les mouvements imprimés à la tumeur abdominale ne sont pas transmis au col utérin.

Devant cet ensemble de signes, je porte le diagnostic de kyste ovarique.

Le cœur est sain, les artères un peu dures; la circulation en général semble se faire d'une façon normale, quoique à plusieurs reprises la malade ait eu les jambes enflées à la fin de la journée.

Je propose l'intervention par la voie abdominale et je la pratique le 3 mai.

Opération. — Incision médiane allant de la symphyse à deux travers de doigt au-dessus de l'ombilic. La main, introduite dans le ventre, reconnaît des adhérences entre la face antérieure de la tumeur et le péritoine pariétal antérieur. Ces adhérences, assez lâches sur la ligne médiane, se laissent facilement déchirer. Mais, à droite, elles sont épaisses, résistantes et semblent fusionner complètement la face antérieure de la tumeur et le péritoine pariétal antérieur.

A ce moment la tumeur emplissant le ventre fluctue nettement sous le doigt, le trocart est enfoncé de confiance, il ne vient rien. Au moment de son extraction il s'écoule un flot de sang. Une nouvelle ponction produit le même résultat négatif et alarmant.

On ne peut plus songer à un kyste, et il est évident que j'ai affaire à une tumeur solide et très vasculaire de l'abdomen.

En plongeant la main avec beaucoup de difficulté vers le petit bassin, je reconnais que la tumeur est indépendante de l'utérus et des annexes.

En haut je ne puis arriver à sentir le foie, par conséquent à le séparer de la tumeur elle-même.

Je suis forcé d'agrandir l'incision jusqu'à deux travers de doigt de l'appendice xyphoïde.

J'arrive alors à reconnaître le foie et son indépendance de la tumeur. Celle-ci est longée sur sa partie gauche par le côlon ascendant et l'on peut refouler les anses grêles libres dans le côté gauche du ventre sous les compresses. Il est évident, dès lors, qu'il s'agit d'une tumeur du rein.

Je cherche alors à attirer la tumeur en avant et, en introduisant avec force les doigts dans l'angle dièdre qui sépare la tumeur de la paroi latérale du ventre, je parviens à effondrer le péritoine extrêmement épaissi et je tombe alors dans le tissu cellulaire péri-rénal où courent d'énormes veines plus grosses que le pouce, que je coupe, au fur et à mesure, entre deux pinces.

Je puis ainsi attirer toute la tumeur en dehors de mon incision.

Effrayé par les énormes veines qui côtoient la partie interne de la tumeur et qui viennent évidemment du côlon, je termine la libération en décollant l'anse intestinale d'avant en arrière.

Pour cela, je pratique sur la face antérieure de la tumeur, à trois travers de doigt de l'intestin et parrallèlement à lui, une longue incision verticale comprenant la couche superficielle de la tumeur, couche qui n'est autre que le péritoine épaissi et transformé.

Je puis alors écarter l'intestin vers la gauche, en blessant un certain nombre de vaisseaux que je suis obligé de lier.

La tumeur ne tient plus que par son pédicule, que je lie en séparant les vaisseaux et l'uretère.

L'uretère est enlevé dans une étendue de 7 à 8 cent.

Il est à remarquer que ce pédicule s'insérait à la partie supérieure de la tumeur sous le lobe gauche du foie.

La tumeur enlevée, la moitié de la paroi abdominale postérieure est à nu, dépourvue de péritoine. La veine cave, énorme, complètement visible. Le côlon ascendant est rattaché à la paroi par le feuillet gauche du mésocôlon, contre lequel courent les vaisseaux coliques.

Malgré tous mes efforts, un certain nombre de ces vaisseaux ont dû être liés au cours de la libération de la tumeur.

L'hémostase définitive paraît très satisfaisante.

En rabattant le côlon ascendant et le cæcum vers la droite, on arrive à recouvrir presque toute la surface cruentée postérieure.

Quelques points de catgut unissent le feuillet droit du mésocôlon, ou plutôt ce qu'il en reste, à la paroi abdominale latérale (ce feuillet droit épaissi a été sectionné, comme je l'ai dit plus haut, pour permettre la libération de la tumeur dont il recouvre la face antérieure.

La paroi est refermée par trois plans de suture sans drainage.

Pansement aseptique.

L'opération a duré 1 h. 1/2.

Suites opératoires. — La malade se réveille facilement. Un litre et demi de sérum après l'opération. Les trois premiers jours, la température est normale. Pas de vomissements post-opératoires. Le pouls reste entre 90 et 100. Le quatrième jour, la température est de 38 le matin, 39 le soir. La malade, qui rend des gazes depuis le commencement du troisième jour, reçoit un lavement et rend une selle copieuse.

Le lendemain tout redevient normal.

Les urines qui, dans les premières vingt-quatre heures, ont atteint 450 gr., montent le second jour à 700 gr., puis atteignent 900 et 1.100 gr. le sixième jour.

Le sérum a été continué à dose d'un litre les trois premiers jours, de 500 gr. les trois jours suivants.

Les fils sont enlevés le neuvième jour.

Le ventre est plat, indolore.

Je considérais la malade comme guérie, quand brusquement, dans la nuit du douzième au treizième jour, entre 4 heures et 7 heures du matin, elle eut cinq selles réitérées composées de sang presque pur, dont on peut évaluer la quantité à près de deux litres.

A huit heures, lors de ma visite, la malade avait 35,8 de température, 130 de pulsation, les extrémités refroidies, les yeux excavés, la figure blafarde et couverte de sueur froide.

Je lui fis immédiatement une injection sous-cutanée d'un litre et demi de sérum comprenant 40 centigr. de caféine, puis plusieurs piqûres d'éther, et fis donner tous les quarts d'heure un morceau de glace pure.

Un nouveau litre de sérum à quatre heures, suivi un quart d'heure après d'une injection d'ergotine.

Vers sept heures la malade a une nouvelle selle sanguinolente. On lui fait une nouvelle injection d'ergotine et une injection d'éther. La température est remontée à 37.

Le lendemain, quatorzième jour après l'opération, elle reçoit encore deux litres de sérum en deux fois. La température est de 37,5 le matin et 38,5 le soir.

La malade n'a pris pendant toute cette journée qu'un peu de glace et cinq centigrammes d'extrait d'opium.

Elle n'a pas eu de selle. Le quinzième jour, la diarrhée apparaît et dure quatre jours avec une moyenne de dix à douze selles quotidiennes.

La malade est nourrie au sérum sous-cutané, au régime lacté, et prend chaque jour cinq centigrammes d'extrait thébaïque et deux grammes de salicylate de bismuth.

La diarrhée s'atténue peu à peu, la malade s'alimente davantage et, le vingt-quatrième jour, elle reprend le régime commun.

Elle sort de ma maison de santé trente-deux jours après l'opération.

Tumeur. La tumeur pèse treize livres et demi. Elle est irrégulièrement arrondie, sauf en avant où elle est régulière. En avant elle est recouverte par une couche épaisse comme le doigt, qui n'est autre que le péritoine pariétal épaissi. Cette couche péritonéale fait intimement corps avec la tumeur sur une largeur de cinq travers de doigt. A droite et à gauche on peut trouver un plan de clivage.

En arrière la tumeur est entourée de la couche adipeuse périrénale qui est plus dure et moins diffluente qu'à l'état normal.

Sur la face interne et près du pôle supérieur s'insèrent l'uretère et les vaisseaux rénaux.

A la coupe vertico-transversale, on constate que l'extrémité supérieure du rein est seule conservée dans une étendue de deux centimètres environ. Le bassinet, dont on peut trouver des vestiges seulement à cet endroit, ne présente pas de dilatation.

Tout le reste de la tumeur est formé de masses molles, d'un blanc rosé. Quelques-unes ont subi un ramollissement complet et contiennent une matière mucoïde, visqueuse, tantôt très épaisse et opaque, tantôt presque translucide.

Dans certaines régions la tumeur affecte un aspect alvéolaire.

A la coupe histologique, pratiquée par le docteur Papin, on constate que la tumeur est de nature sarcomateuse.

Suites éloignées. — La malade a retrouvé très vite ses forces. Elle a fait les moissons de 1899, 1900 et 1901, s'est livrée à tous les travaux des champs même les plus pénibles. Malgré cela sa santé générale est restée parfaite. Elle a engraissé de trente-cinq livres depuis l'opération. Son teint est devenu rouge comme celui d'une personne pléthorique, et quand, après deux ans, elle est revenue me voir en septembre dernier je n'ai pu la reconnaître.

Il n'y a aucune trace de récidive.

Cette observation m'a paru intéressante et digne d'être publiée pour plusieurs raisons.

Je ne parlerai pas de l'erreur de diagnostic, qui consiste à prendre une tumeur du rein pour une tumeur de l'ovaire. Dans le cas de ces tumeurs qui remplissent le ventre, l'erreur a été commise bien des fois avant moi, et elle se répétera bien des fois encore.

Je ne veux pas non plus insister sur le danger des ponctions au gros trocart, qui peuvent, comme dans mon cas, amener des hémorragies redoutables et forcer le chirurgien à continuer l'exérèse, alors qu'elle est presque impraticable.

Je veux insister spécialement sur le volume de la tumeur.

Si, en effet, on a enlevé des poches kystiques ou hydronéphrotiques du rein, d'une contenance énorme, 10, 15 litres et plus, les tumeurs solides dépassant 4 ou 5 kilogrammes, constituent une rareté et on peut les compter aisément.

Dans les grosses tumeurs du rein, il est évident qu'on doit recourir à la néphrectomie transpéritonéale, mais celle-ci présente des difficultés spéciales.

Une des plus grandes, dans mon cas, fut de trouver le plan de clivage qui séparait la tumeur du côlon et du mesocôlon ascendants. Dans ces décollements, on devra toujours se tenir aussi loin que possible des vaisseaux coliques et de l'intestin, pour ne pas troubler sa nutrition.

Pour ma part, j'attribue des violentes hémorragies et les troubles intestinaux survenus chez la malade à la dénudation trop étendue de l'anse colique et à des troubles vasculaires consécutifs à la ligature d'un certain nombre de vaisseaux coliques.

Comme seconde difficulté, il s'agissait de savoir s'il fallait ou non drainer. Si j'avais cru devoir le faire, je me serais décidé à transpercer la paroi lombaire et à introduire, par l'orifice ainsi fait, un tube de drainage au point le plus déclive.

Mais l'hémostase paraissait très satisfaisante et je me passai de tout drainage.

Et je crois que cette conduite doit être imitée, à condition toutefois qu'on puisse recouvrir la surface cruentée avec de l'intestin ou du péritoine et faire en un mot la péritonéalisation qu'on pratique dans la chirurgie générale de l'abdomen.

En troisième lieu, indépendamment du volume de la

tumeur et des difficultés opératoires qu'il peut occasionner, je veux attirer l'attention sur un phénomène déjà signalé : je veux dire l'épaississement et la transformation spéciale du péritoine au contact des tumeurs sous-jacentes.

Cette transformation n'est pas forcément de même nature que la tumeur elle-même.

C'est une sorte d'inflammation, et cette donnée a la plus grande importance au point de vue chirurgical.

Dans mon cas, en effet, le péritoine pariétal postérieur recouvrant la tumeur rénale avait l'épaisseur d'un doigt. De plus, il était adhérent au péritoine de la paroi abdominale antérieure qui, lui-même, présentait un épaississement analogue.

Il fallut trouver un véritable plan de clivagie artificiel entre les deux.

Enfin l'épaississement du péritoine postérieur, c'est-à-dire du feuillet droit du mésocôlon, présentait le même degré jusque sur la surface antérieure du côlon.

S'il s'était agi de sarcomatose diffuse, tout traitement curatif eût été inutile, parce qu'on n'aurait pu songer à enlever toutes les parties malades.

Au contraire, avec la notion que cet épaississement pouvait être inflammatoire et banal, on était autorisé à se lancer dans une opération grave, mais pouvant donner des résultats définitifs.

Cette notion d'inflammation banale périnéoplasique devrait reposer sur des preuves histologiques et sur des preuves cliniques. Mais on sait combien il est difficile au microscope de distinguer le tissu inflammatoire et le tissu sarcomateux.

Aussi je préfère m'en rapporter à la clinique.

On ne peut mettre en doute que, dans mon cas, l'épaississement que j'ai signalé sur le péritoine serait devenu rapidement l'origine d'une récidive, s'il s'était agi de sarcomatose diffuse, tandis que, deux ans et demi après l'opération, je ne constate pas la moindre trace de répullulation.

Contribution à l'étude du goître plongeant

Les maladies qui intéressent et passionnent au plus haut degré les praticiens sont celles qui peuvent les mettre brutalement dans la nécessité d'intervenir d'urgence. C'est à ce titre que le goître suffoquant mérite d'être étudié dans ses différentes manifestations.

Je n'ai point l'intention de faire sur ce sujet une revue générale; mais j'ai eu l'occasion d'observer deux cas de goître à prolongement rétrosternal, et ce fut pour moi l'objet de réflexions que je désire soumettre à la Société.

Observation I

Mlle X..., vingt ans, domestique, habitant Angers, vient me trouver, au début de l'année 1900, pour des accidents de suffocation qui l'inquiètent beaucoup. Avant même que j'aie pu en rechercher la cause, la jeune fille me fait remarquer que son cou est gros. Depuis un mois surtout, il a augmenté notablement de volume. J'eus, tout d'abord, la pensée d'établir une relation de cause à effet entre le phénomène des suffocations et l'augmentation du cou, manifestement goîtreux. L'examen de la malade me confirma dans cette opinon.

La jeune malade, bretonne d'origine, était venue depuis peu dans l'Anjou. Dans ses antécédents, on ne relève rien d'intéressant, sauf un frère phtisique. Elle-même avait eu une première enfance simple, rougeole vers sept ans, petite fièvre muqueuse à l'âge de douze ans; sa croissance s'était effectuée normalement, et, quand je l'examinai, je trouvai une forte et belle fille, sans aucune tare ganglionnaire ou autre. Les accidents dont elle se plaint remontent à cinq ou six mois environ; c'est seulement depuis cette époque qu'elle a vu son cou grossir et les accès de suffocation apparaître. Ces accès reviennent à l'occasion des fatigues, des montées pénibles, parfois même à la suite de conversations prolongées. A plusieurs reprises, la jeune fille s'est réveillée en sursaut au milieu de la nuit, oppressée, anxieuse, comme si elle devait mourir. Elle dit nettement que, dans ses crises, elle a eu la sensation d'un obstacle qui lui bouche la gorge.

Examen de la malade. — Le cou présente une saillie manifestement thyroïdienne; le corps thyroïde est gros et mou; son extrémité inférieure plonge dans le thorax et on ne peut arriver à la délimiter. Il n'est pas le siège de battements propres ni de souffles, mais sa nature fortement vasculaire est démontrée par ce fait que dans les efforts respiratoires son volume augmente beaucoup. En pressant de haut en bas sur le goître, on le fait fuir en partie dans le thorax et on détermine ainsi de la gêne respiratoire. Une impression de soulagement est, au contraire, produite par le soulèvement de la tumeur de bas en haut et d'arrière en avant. La malade ne présente aucun souffle organique au niveau du cœur; il existe un souffle anémique à la base du cœur et le long des vaisseaux du cou. Le pouls bat de quatre-vingts à quatre-vingt-cinq pulsations à la minute. La malade, qui, dans l'ensemble, est une nerveuse, présente un tremblement des mains à oscillations rapides et ténues; les yeux n'ont rien d'anormal. Il n'y a aucun trouble du côté des poumons, du tube digestif et des autres viscères abdominaux.

Devant les symptômes observés, je portai le diagnostic de goître à tendance exophtalmique, mais le développement anatomique du goître me préoccupa bien plus que sa nature exacte. En un mot, je fus surtout frappé par les accès de dyspnée, conséquence naturelle de l'évolution basse, thoracique, du goître. Le pronostic me parut sérieux et je résolus de faire suivre à la malade un traitement immédiat et sévère.

Deux méthodes s'offraient : l'une médicale ; l'autre, plus prompte, chirurgicale. Cette dernière me séduisait davantage, à cause de la répétition des crises suffocantes. Néanmoins, la malade n'ayant suivi, jusque-là, aucun traitement médical, je crus bon de la confier à des mains expérimentées ; c'est pourquoi je la fis entrer dans le service de clinique médicale de M. le professeur Jagot. Là, on institua un traitement thyroïdien et hydrothérapique. Pendant quelques jours, la malade alla mieux ; je pus l'examiner à ce moment ; je pus constater que le goître avait peut-être légèrement diminué et recueillir de la bouche de la malade l'affirmation qu'elle respirait plus facilement. Je me louais donc de ma temporisation, quand, un matin, j'appris que la pauvre jeune fille était morte subitement dans la nuit, à la suite d'une crise de suffocation, avant qu'on eût pu lui porter le moindre secours.

Observation II

M. X..., cinquante ans, curé en Maine-et-Loire, vient me trouver, au commencement de 1900, pour une grosseur du cou qui l'inquiète. Cette grosseur est apparue depuis un an environ et elle semble rester stationnaire depuis plusieurs mois ; mais le malade constate que sa voix est devenue plus rauque et, de temps en temps, il a de la gêne respiratoire, surtout à la suite des efforts. Il a également une certaine difficulté à achever ses sermons. La tumeur cervicale est un goître beaucoup plus développé du côté droit que du côté gauche. Le lobe droit du corps thyroïde est gros comme le poing et plonge dans le thorax par son pôle inférieur. Dans les mouvements de déglutition, la tumeur remonte, sans qu'on puisse, toutefois, insinuer les doigts sous son extrémité inférieure. Mon diagnostic fut : goître simple plongeant, et je dis au malade qu'il pouvait courir certains dangers du fait de sa tumeur et que, par conséquent, il pourrait être indiqué de faire une opération. M. X... avait déjà consulté plusieurs médecins, qui, tous, lui avaient conseillé des traitements médicaux, qui lui avaient même déconseillé l'opération. Aussi était-il assez réfractaire à l'idée de traitement chirurgical. Voyant ses répugnances, je le soumis à un traitement iodoioduré et lui conseillai de revenir me voir au bout de quelques mois, à moins d'accident grave. Je le revois à l'époque fixée. Son goître avait augmenté, ses troubles dyspnéiques et vocaux s'étaient accentués parallèlement. Le malade était décidé à une intervention. Je la pratiquai avec l'aide de mon ami le docteur Cocard.

Opération. — L'incision de la peau s'étend parallèle au sterno-mastoïdien, depuis la région parotidienne jusqu'au sternum, sur lequel elle empiète de deux centimètres. Le goître est mis à nu et enlevé par décortication sous-capsulaire ; les vaisseaux sont liés au fur et à mesure et l'extirpation ne s'accompagne d'aucune hémorragie ; le goître plonge nettement derrière le sternum, et, pour le décortiquer dans sa partie inférieure, je suis obligé de tirer fortement la partie supérieure de la tumeur avec une pince de Museux. Au moment où je pratique ce soulèvement, le malade s'arrête brusquement de respirer; je cesse immédiatement les tractions sur le goître et pratique des tractions rythmées de la langue. La respiration se rétablit et je termine l'intervention en enlevant pour ainsi dire sur place la tumeur thyroïdienne. Après l'extirpation, il reste une loge de la grandeur du poing ; je la rétrécis par quelques points de capitonnage au catgut et je referme les plaies superficielles, après avoir placé dans l'excavation qui persiste un drain qui sort par l'extrémité inférieure de la plaie. Les suites opératoires ont été des plus simples; il n'y a eu ni accidents locaux, ni accidents généraux; la température ne s'est jamais élevée au dessus de 37° 5. Il s'est établi seulement un suintement séreux par le tube de drainage et la sérosité a continué de couler pendant près de trois semaines. Le malade partit au bout de ce temps, complètement guéri. Je l'ai revu cinq mois après; il était parfaitement bien au point de vue local, et les troubles vocaux et respiratoires ne s'étaient point reproduits.

Ces deux observations se font contraste et l'une d'elles pourrait presque servir de contre-expérience à l'autre. Elles sont pour moi une occasion d'étudier devant vous les différents moyens chirurgicaux par lesquels nous pouvons combattre le goître plongeant. Tout d'abord, que faut-il appeler goître plongeant? On doit donner ce nom à tout goître qui, momentanément ou d'une façon permanente, se prolonge dans le thorax et forme ainsi un coin qui comprime la trachée.

J'élimine donc de mon étude les goîtres primitifs rétro-sternaux, développés aux dépens des glandes thyroïdiennes aberrantes, et je n'ai en vue que les goîtres cervicaux à tendance thoracique.

La question ainsi restreinte, que devons-nous faire dans le cas de goître plongeant? Le problème peut se poser dans deux circonstances différentes :

1° Quand le malade est en proie à une crise de suffocation qui menace de l'emporter;

2° Quand il se plaint de troubles dispnéiques moins accentués et qu'on constate en même temps l'évolution thoracique du goître.

Dans ce dernier cas, on a tout le temps de réfléchir et de poser à loisir les indications et le mode opératoire.

Dans la première éventualité, au contraire, il s'agit d'une crise menaçante; il y a urgence à intervenir; il faut absolument donner au malade l'air et l'oxygène nécessaires à son existence.

Nous avons à notre disposition trois moyens : la trachéotomie, l'exothyropexie et la thyroïdectomie. Chacune d'elles a ses indications, et ces indications sont bien différentes dans les deux éventualités que nous avons à considérer.

Dans le cas d'asphyxie, il faut, évidemment, choisir une opération simple et rapide. La thyroïdectomie doit donc être abandonnée de ce fait : la trachéotomie et l'exothyropexie, au contraire, se présentent comme des interventions idéales. Laquelle des deux est la meilleure? Sans contredit, c'est l'exothyropexie. Aussi rapide, plus simple que la trachéotomie, elle n'expose pas, comme cette dernière, à la moindre hémorragie et, de plus, elle soutient à la manière d'une attelle la paroi antérieure de la trachée, qui a tant de tendances à s'affaisser. Elle a bien quelques inconvénients, que nous exposerons tout à l'heure, mais la trachéotomie n'en est pas non plus exempte; elle expose beaucoup, dans ces cas, à l'infection pulmonaire et, en outre, elle nécessite forcément, dans la suite, une nouvelle opération curatrice du goître[1]. Quand donc doit-on pratiquer la trachéotomie pour l'asphyxie due au goître plongeant? Dans un seul cas, selon nous : quand l'exothyropexie est impossible par suite de la fixité du goître.

Le problème est tout différent quand le goître plongeant détermine des accidents moins brusques et moins effrayants. Dans ces conditions, l'opérateur a le temps de se retourner et il peut choisir à son gré l'opération qui débarrassera le mieux le malade de sa maladie et des accidents qu'elle détermine. Il ne saurait donc être question de la trachéotomie, et celle-ci ne peut être employée que si on a reconnu l'impossibilité de la thyroïdectomie et de l'exothyropexie. Ces deux dernières opérations doivent se partager nos préférences. Quels sont leurs avantages et leurs inconvénients respectifs? Nous avons vu les avantages de l'exothyropexie. Les inconvénients sont cependant nombreux, et, s'ils pou-

[1] Bien entendu, la canule à employer doit être longue, pour pouvoir traverser toute la filière thyroïdienne.

vaient, en cas d'asphyxie, être passés sous silence, ici, au contraire, ils doivent retenir toute notre attention. C'est, en premier lieu, la lenteur de la guérison : le goître, mis à l'air, demande six semaines, deux mois et plus pour se recouvrir de peau, et, pendant tout ce temps, le malade reste soumis au risque des infections secondaires. Secondement, la gravité de l'opération n'est pas en rapport avec sa simplicité. On a cité des cas de mort assez fréquents dus vraisemblablement à l'hyperthyroïdation. Celle-ci, sans produire la mort, détermine parfois des accidents alarmants d'excitation et de délire. Enfin, l'exothyropexie, qui doit amener l'atrophie du goître, dépasse parfois son but et produit l'atrophie totale du corps thyroïde et sa conséquence naturelle, le myxœdème. En un mot, cette opération, très brillante et très séduisante dans les cas d'asphyxie aiguë [1], reste, dans les autres circonstances, une intervention à suites opératoires longues, à résultats incertains.

Pour ces raisons, nous croyons la thyroïdectomie préférable. C'est une opération plus chirurgicale; elle limite mieux son action; elle ne laisse pas craindre l'atrophie secondaire. Enfin, elle est possible même dans les cas de goîtres adhérents qu'on ne pourrait attirer au dehors. Sans doute, elle est plus difficile que l'exothyropexie, mais elle ne présente pas plus de gravité et même moins quand on peut faire l'énucléation.

[1] Séduisante surtout parce qu'on ne peut faire mieux.

Tuberculose mammaire

La tuberculose mammaire peut se présenter dans deux conditions principales. Tantôt le sein est atteint par propagation des lésions tuberculeuses sous-jacentes, en particulier celles des côtes et de la plèvre : tantôt la localisation tuberculeuse dans la région mammaire atteint d'emblée la glande elle-même sans que les tissus voisins soient malades : dans ce dernier cas, on s'accorde à dire tuberculose primitive du sein. C'est d'ailleurs une façon toute conventionnelle de parler, car nous voyons dans beaucoup d'observations de tuberculose mammaire, dite primitive, que le poumon ou d'autres organes, tels que les ganglions lymphatiques, étaient atteints avant le sein lui-même. Même en la comprenant dans ce sens large, la tuberculose mammaire primitive reste une infection rare ; d'autre part, son anatomie pathologique et sa pathogénie présentent encore des points litigieux : aussi avons-nous saisi l'occasion d'apporter notre contribution à l'étude de cette maladie. Nous avons, en effet, pu en observer un cas très net et l'un de nous a pratiqué très complètement l'examen histologique et bactériologique des lésions.

La malade qui fait l'objet de cette observation est de race bretonne ; elle est âgée de trente-trois ans ; elle fait partie d'une famille de huit enfants : on ne relève pas trace de tuberculose chez ses parents ou ses frères. Pendant son enfance, elle a eu des manifestations strumeuses (taie de la cornée, maux d'oreille, coryzas répétés), mais pas de maladie sérieuse. A dix-huit ans, elle entre en communauté. A vingt-trois ans, les ganglions du cou du côté droit commencent à grossir ; ils augmentent pendant deux ans, puis restent stationnaires. Les ganglions de l'aisselle s'hypertrophient à leur tour et, depuis sept ou huit ans, n'ont pas cessé de s'accroître, tout en restant indolores. Au mois de septembre dernier, la malade trouve à la limite externe du sein droit une tumeur grosse comme le doigt ; au mois de février, cette tumeur devient fluctuante superficiellement : une incision donne issue à du sang mêlé de pus. Depuis, la plaie continue à suinter. Au mois d'avril, elle donne du pus.

Lorsque la malade est entrée à la maison de santé, cette tumeur du sein n'a pas grossi : elle est dure et fait corps avec la glande. Autour de l'incision transformée en ulcération, la peau est violacée : les bords recroquevillés laissent à nu une surface jaunâtre, caséeuse : la suppuration est minime. L'aisselle est remplie d'une masse ganglionnaire dure. Il n'y a point de cordon entre l'aisselle et le sein. La chaîne ganglionnaire est très apparente à la vue tout le long du cou.

La respiration est normale aux sommets. Peut-être y a-t-il un peu de faiblesse du murmure vésiculaire à droite. La pectoriloquie aphone est très nette du même côté. Il n'existe par ailleurs aucun signe de tuberculose. L'état général n'est pas mauvais. La malade a conservé l'appétit ; elle se sent un peu fatiguée, mais n'a pas cessé son travail.

Le 18 avril, le Dr Brin enleva en un seul temps la glande mammaire et les ganglions de l'aisselle, qui forment dans la profondeur une masse beaucoup plus grosse qu'on n'aurait pu le croire. Aucun n'a été ouvert pendant l'intervention. La guérison a été rapide. Fait remarquable : quand la malade a quitté la maison de santé, les ganglions du cou avaient de beaucoup diminué.

Nous allons comparer maintenant les principaux points de l'observation avec ce qui a été vu et décrit par les auteurs à ce sujet.

La tuberculose mammaire s'observe surtout entre 25 et 35 ans. Notre malade a 33 ans.

En dehors des conditions étiologiques générales, du terrain, elle ne semble pas influencée par les phénomènes de la vie génitale (menstruation, grossesse, lactation). Une femme observée par M. Binaud était vierge, notre malade également.

Le traumatisme, parfois mis en cause, n'a joué aucun rôle dans le cas actuel.

Il était intéressant de chercher dans quelle proportion les sujets frappés de tuberculose mammaire étaient atteints d'autres lésions bacillaires. D'après Pierre Delbet, sur 26 malades 10 avaient des tubercules pulmonaires, 4 des manifestations diverses, 12 n'avaient de localisations qu'à la mamelle ou aux ganglions axillaires. Chez notre malade, pas de tuberculose pulmonaire apparente, mais des masses ganglionnaires énormes de l'aisselle et du cou.

La porte d'entrée est très variable : tantôt l'infection se fait par contiguité, par lésion du mamelon, tantôt elle provient d'un foyer lointain.

Souvent l'adenopathie axillaire a précédé l'envahissement du sein et reste localisée aux ganglions pendant plusieurs années : On a vu les ganglions suppurer, devenir fistuleux sans que la glande parût malade, puis on assista au développement d'une tumeur de la partie externe de la mamelle à la suite d'une véritable lymphangite rétrograde.

Ainsi, chez notre malade 7 à 8 ans s'écoulent entre l'apparition des ganglions et l'invasion du sein. Les ganglions n'ont jamais suppuré.

La tuberculose du sein évolue sous deux formes anatomiques :

Forme disséminée à petits noyaux durs indolores, disséminés dans la glande, qui reste de volume normal ;

Forme confluente où les nodules fusionnent entre eux, siégeant à la partie externe du sein. C'est cette forme que nous avons observée.

Après un temps plus ou moins long, les tubercules se

ramollissent, ulcèrent la peau, et il se forme des fistules.

Quel sera le sort de notre malade? Si l'on s'en rapporte au tableau de Pierre Delbet, on voit que, sur 6 malades opérées, 2 sont restées bien portantes, 2 sont mortes, 2 autres ont eu des récidives. La diminution des ganglions cervicaux semble, dans notre cas, de bon augure pour l'avenir de la malade.

Le diagnostic de la tuberculose mammaire, facile à la fin, est malaisé au début. Le noyau induré peut être pris pour de la mammite chronique ou du cancer au début.

Si les ganglions sont intacts et le sujet non tuberculeux, le diagnostic est impossible. L'hypertrophie rapide des ganglions permet de penser à la tuberculose. Le diagnostic devient plus probable quand leur développement précède celui de la tumeur. Il devient à peu près assuré quand les ganglions suppurent.

Examen macroscopique, histologique et bactériologique. — Le sein enlevé est plutôt atrophié, sauf au niveau de la petite tumeur. La section transversale de la partie malade montre une masse caséeuse, profonde de 1 cent. 1/2 à 2 centimètres sur 2 à 3 de longueur, de couleur blanc jaunâtre tranchant sur le fond blanc voisin. Plus près du mamelon on trouve une deuxième masse gris jaunâtre moins avancée en âge et entourée d'une coque blanchâtre. Dans le reste du sein on ne trouve pas de nodosité.

Une partie de la tumeur est fixée dans le sublimé pour l'examen histologique; une partie est inoculée au cobaye.

Coupes colorées à l'hématoxyline éosine orange. Avec un faible grossissement on distingue plusieurs zones dans la tumeur. Au-dessous de la peau, une masse caséeuse, colorée en rose, occupe la majeure partie de la coupe. En dehors, une zone bien vivante avec des cellules vivement teintées. Plus loin des vaisseaux et du tissu adipeux.

Grossissement fort. On ne distingue pas grand'chose dans

la zone caséeuse ; sur la marge, quelques cellules en train de disparaître, des amas d'hématies, des plaques réfringentes. Sur le bord de cette zone on trouve des granulations vivement teintées par l'hématoxyline : ce sont des noyaux qui ont subi la chromatolyse ; on trouve aussi des amas de lymphocytes, enfin, du tissu conjonctif neuf, semé de cellules embryonnaires et de cellules fusiformes formant des faisceaux concentriques.

En dehors de cette zone, où les éléments glandulaires ont disparu, on peut trouver des lobules à tous les stades de l'invasion tuberculeuse.

Dans les uns, des lymphocytes séparent les uns des autres les culs-de-sac acineux, cisconscrivant les conduits. Ces amas augmentent ailleurs : les cellules sont tassées les unes contre les autres. A leur contact les épithéliums prolifèrent, gonflent et tombent dans la cavité acineuse. Ces cellules se nécrosent : il en résulte un exsudat albumineux, granuleux, qui repousse les cellules épithéliales qui se disposent en palissade le long de leur paroi. Cet aspect a trompé les premiers observateurs, qui ont cru voir là des cellules géantes. Or, il y a en réalité, dans les préparations, de nombreuses cellules géantes : mais leurs caractères sont tout à fait spéciaux et leur origine différente. Ce sont des cellules rondes ou ovales, sphériques et non aplaties, à prolongements multiples, parfois ramifiés, à protoplasma granuleux ; les noyaux nombreux, semés les uns contre les autres, sont vésiculeux à contour foncé ; ils siègent à la périphésie, où ils occupent une ou deux rangées, tantôt faisant le tour de la cellule, tantôt disposés en fer à cheval à un pôle.

Cet aspect les différencie des pseudo-cellules géantes résultant de la déformation des acini : dans ce cas membrane hyaline persiste, limitant d'un contour net la soi-disante cellule. On distingue la forme cubique ou polyédrique des cellules tassées contre la paroi entourant le coagulum intra-acineux.

Comme lésions secondaires on note un léger degré d'artérite et de phlébite des vaisseaux du voisinage et de la sclérose péri-acineuse dans les lobules non atteints par la tuberculose.

Examen bactériologique des coupes. Coloration : fuchsine, bleu de méthylène. — Ce procédé nous a permis de trouver deux bacilles dans une cellule géante. Ce fait est à signaler. En effet, les cas sont peu nombreux où les bacilles aient été colorés. Encore fallait-il colorer des centaines de coupes pour en trouver quelques-uns.

L'inoculation de la matière caséeuse au cobaye a tué l'animal en 35 jours par tuberculose généralisée.

Jusqu'à présent l'inoculation n'a été pratiquée qu'un petit nombre de fois. Nous croyons que ce cas est le septième.

La pathogénie de la tuberculose mammaire est encore un point litigieux. L'étude anatomopathologique sert à l'éclairer.

On a d'abord admis que l'envahissement du sein se faisait par les conduits galactophores. Cela est tout à fait improbable. Les cas où la tuberculose a débuté par le mamelon ne prouvent rien, car l'infection a pu se faire par les lymphatiques. D'ailleurs, on ne peut concevoir la progression du germe dans le sein, qu'en admettant qu'il est convoyé par un phagocyte.

L'histogenèse plaide aussi contre cette théorie. Le tubercule se forme, non pas dans le tissu epithélial, mais dans le tissu interstitiel. Les cellules géantes ne proviennent point d'acini dégénérés, mais de mononucléaires agglomérés. C'est aux dépens des éléments du mésoderme que se forme le tubercule dans le sein, comme dans le foie, le poumon et le rein.

L'anatomie comparée nous conduit au même résultat : chez la vache, la granulation tuberculeuse se forme dans le tissu interstitiel entre les acini. Plus tard, le processus nécrotique atteint les parois acineuses, et les produits tuberculeux se déversent mélangés au lait dans les galactophores.

Il arrive ainsi un moment où le lait contient des bacilles de Koch : mais cet accident est toujours tardif.

Chez la femme, il ne peut y avoir non plus de bacilles tuberculeux en dehors des cas où la glande mammaire contient des tubercules : encore faut-il que les nodules caséeux soient ouverts dans les canaux excréteurs. Il n'en serait pas de même si les germes morbides s'installaient primitivement dans les épithéliums glandulaires.

L'envahissement du sein par la tuberculose se fait donc par la voie mésodermique. La clinique, l'anatomie pathologique, l'anatomie comparée sont d'accord pour assigner au système lymphatique le principal rôle dans l'évolution de la tuberculose mammaire.

Gastroentérostomie dans les périgastrites

Une des indications les plus intéressantes de la gastroentérostomie nous est fournie par les adhérences de l'estomac. Celles-ci peuvent provenir d'une lésion de l'estomac lui-même et en particulier d'un ulcère, que ce dernier soit en activité ou qu'il soit guéri. Elles peuvent aussi résulter de lésions d'organes voisins, en particulier de lésions biliaires, de cholécystites et de péricholécystites.

Quelle que soit leur origine, stomacale ou extrinsèque, les adhérences peuvent agir par deux mécanismes différents : ou bien elles fixent une partie de l'estomac et l'immobilisent au moment des contractions physiologiques ; d'où tiraillements et douleurs et souvent vomissements. Ou bien elles provoquent de véritables sténoses par rétraction cicatricielle et tous les symptômes qui résultent du rétrécissement progressif d'une portion de l'estomac.

Autrefois impuissants contre les adhérences périgastriques, nous pouvons aujourd'hui les traiter de deux façons principales, soit par la libération de l'estomac, soit par la gastroentérostomie. Cette dernière méthode nous paraît la meilleure et d'un usage beaucoup plus général.

D'ailleurs, les raisons qui militent en sa faveur ne sont pas les mêmes dans les deux variétés d'adhérences :

1° S'il s'agit de la variété extrinsèque, par exemple, je crois que l'on doit se guider sur l'étendue des adhérences. Si celles-ci se bornent à une ou plusieurs brides épiploïques, on les sectionnera simplement sans agir sur l'estomac. Au contraire, si les adhérences sont étendues, il est imprudent de vouloir les détacher ; car on s'expose à des hémorragies en nappe, on crée de larges surfaces cruentées qui auront d'invincibles tendances à s'accoler de nouveau. Il serait intéressant de savoir ce que sont devenus les opérés de périgastrite chez lesquels on s'est limité à la dissection, à la séparation des adhérences.

2 S'agit-il d'ulcère stomacal adhérent à la paroi ou à un organe voisin, aux considérations précédentes, qui demeurent vraies, il faut joindre la considération de la lésion ulcéreuse elle-même. Aussi nous semble-t-il préférable, dans la majorité des cas, de s'adresser, non à la libération des adhérences, mais à la dérivation anastomotique.

D'abord c'est plus simple, plus bénin.

C'est aussi plus logique.

En effet, s'il y a ulcère et périgastrite, il ne suffit pas de détacher l'adhérence et d'abandonner ensuite l'ulcère à son évolution spontanée.

Il faut ou réséquer l'ulcère ou favoriser sa guérison par la gastroentérostomie. Il est bien évident que cette dernière l'emporte en bénignité sur la résection partielle de l'estomac.

Dans un ulcère compliqué de périgastrite, il vaut donc mieux faire une gastroentérostomie, sans s'occuper des lésions ulcéreuses ou inflammatoires. On réservera la dissection simple des adhérences au cas où celles-ci seront très peu larges et où les parois de l'estomac, souples et minces, ne seront pas le siège d'un processus ulcéreux en voie d'évolution.

Parmi les gastroentérostomies que j'ai pratiquées, deux ont été faites pour des adhérences périgastriques et le résultat parfait obtenu vient à l'appui des assertions chirurgicales que je viens d'émettre.

Observation I

Ulcère de la face antérieure de l'estomac, adhérent au lobe gauche du foie et à la paroi abdominale. — Gastroentérostomie postérieure. — Guérison.

Mme X..., demeurant à Angers, rue de Brissac, 43 ans.

Antécédents héréditaires. — Mère morte à 59 ans, cardiaque.

Père mort à 67 ans d'accident.

Un frère et une sœur en bonne santé.

Le frère a été opéré d'un cancer du pavillon de l'oreille?

Antécédents personnels. — Maladies de la première enfance sans gravité.

Bronchite intense à l'âge de 20 ans, dure environ un an.

Réglée à 13 ans.

Mariée à 27 ans.

Jamais d'enfant ni de fausses couches.

Environ un an après son mariage, elle commence à souffrir de l'estomac. La maladie débute par des vomissements non douloureux se produisant presque immédiatement après l'ingestion des aliments. Aussitôt après, elle pouvait manger. Pendant plusieurs années, pas de douleurs. Puis celles-ci apparaissent de plus en plus fortes et le médecin traitant fait des pointes de feu à l'épigastre et y place des vésicatoires; il est même forcé, par la violence des douleurs, d'injecter de la morphine.

La malade était à ce moment très anémique et avait des pertes blanches.

On lui donna des douches froides, des ferrugineux et on la soumit au régime lacté.

Les douleurs et les vomissements continuèrent. A plusieurs reprises, les vomissements contiennent du sang en petite quantité, la malade maigrissant lentement.

De plus, des douleurs apparaissent dans le reste du ventre et, à ce moment, le médecin constate une métrite, pour laquelle il propose une opération, refusée par la malade.

La constipation est l'état habituel.

Vers 1898, elle consulte le Dr Lepage, qui prescrit régime lacté et viande blanche. Une légère amélioration se produisit, mais ne dura pas.

Enfin, de 1900 à 1901, la malade, très amaigrie, vomissait tout, même le lait. Les vomissements, très abondants, étaient précédés de douleurs très violentes à l'épigastre et dans le dos. Ces douleurs traversaient la malade de part en part et apparaissaient surtout deux à trois heures après les repas. Elle vint me consulter au commencement de mars 1901. Très amaigrie, ne pouvant plus travailler, souffrant énormément à l'ingestion de tout aliment, même du lait, vomissant continuellement, elle réclamait un soulagement.

Je ne trouvai aucune tumeur à l'examen et portai le diagnostic d'ulcère de l'estomac siégeant vraisemblablement au pylore.

Le diagnostic était suffisamment motivé par la marche de la maladie et la nature des symptômes pour que je crusse inutile de sonder l'estomac. Je proposai l'opération, qui fut acceptée.

Intervention le 20 mars 1901, en présence du Dr Lepage, à la maison de santé Saint-Louis.

Incision médiane sus-ombilicale.

Le péritoine ouvert dans la partie inférieure de l'incision, on introduit le doigt qui heurte immédiatement la face antérieure de l'estomac. Celui-ci est adhérent à la paroi abdominale à gauche de la ligne médiane sur une étendue qu'il est difficile de préciser, mais qu'on peut estimer large de 6 à 7 cent. au moins.

En ouvrant le péritoine davantage, on peut voir le lobe gauche du foie dont le bord inférieur et une partie de la face inférieure sont adhérents à l'estomac. Celui-ci a une paroi épaisse, dure, très vascularisée et très friable. En voulant mettre une compresse protectrice entre la paroi et l'estomac, je décolle un peu le bord inférieur de l'adhérence, d'où hémorragie interminable.

Je conclus à un ulcère large.

Devant l'étendue des adhérences périgastriques, et surtout devant l'adhérence au foie, je renonce à les détacher et me borne à faire par le procédé classique une gastroentérostomie postérieure. La paroi postérieure de l'estomac est assez difficile à amener dans la plaie.

Durée de l'opération, une heure.

Suites opératoires. — Les deux premiers jours pas de vomissements.

Le 22 mars au soir et dans la nuit suivante, vomissements incessants. On injecte un litre de sérum à la malade et on lui donne un peu de glace.

Le 23, les vomissements cessent. Mais le ventre se ballonne et la malade ne rend aucun gaz, malgré la canule et les lavements.

On ne donne qu'un peu de lait, d'eau glacée et on injecte 1500 grammes de sérum par jour.

Le 24, la malade, qui urine seule depuis la veille, rend quelques gaz. On l'alimente avec du lait, du bouillon froid, qui passent bien sans causer de douleurs.

Le 26, première selle. Le ventre diminue.

Le 28, côtelette qui passe bien.

Le 29, ablation des fils. Réunion parfaite.

La malade sort le 14 avril, n'ayant plus de douleurs ni de vomissements. Son teint est excellent.

Suites thérapeutiques. — La malade marche d'une façon continue vers les forces de jour en jour plus grandes ; elle engraisse progressivement.

Son poids, de 98 livres avant l'intervention, atteignait 105 livres le 20 avril, soit un mois après l'opération, et gagnait peu à peu 128 livres au mois de septembre 1902.

Mme X... a repris tout son travail. Souvent elle est obligée de se lever deux et trois fois par nuit pour soigner son beau-père malade.

Son régime est celui de tout le monde, sans exception. Néanmoins, pendant deux et trois mois, j'avais recommandé de prendre surtout du lait, des œufs.

Les *douleurs* sont totalement disparues et l'alimentation ne les fait jamais revenir.

La *constipation* n'existe pas.

Les *vomissements* alimentaires ne se sont jamais reproduits.

Mais à plusieurs reprises la malade a vomi de la bile. De temps en temps elle a goût de bile dans la bouche. Elle prend alors un peu d'eau de Janos et tout disparaît.

Revue le 21 mars 1903, elle est en excellent état. Elle n'a pas eu de vomissement bilieux depuis cinq mois.

Observation II

Compression du pylore par adhérences consécutives à cholécystectomie. Deuxième intervention : gastroentérostomie. Guérison.

Mme X..., demeurant à la Ferrière, 45 ans, entre le 5 juin 1902 à ma maison de santé.

Au mois de mars 1901, je lui avais fait une cholécystectomie pour des accidents douloureux à répétition. La vésicule contenait un volumineux calcul enchâssé dans le col.

L'histoire de cette malade a été publiée dans les *Archives Médicales d'Angers.*

A la suite de l'intervention, la guérison s'était produite et maintenue pendant 8 mois. A ce moment, les souffrances avaient recommencé, mais en changeant de siège et de caractères. Elles occupent nettement l'épigastre et se propagent avec intensité dans le dos.

L'appétit diminue, puis disparaît. L'amaigrissement se produit et s'accuse de jour en jour.

Des nausées perpétuelles épuisent la malade, sans amener de vrais vomissements. Il y a des régurgitations fréquentes. Le teint est devenu subictérique. Il n'y a rien dans les urines.

A la suite d'ingestion quotidienne d'huile d'olive, la malade a quelques semaines de répit. Mais bientôt les douleurs recommencent.

Au mois de janvier 1902, l'examen direct, facilité singulièrement par la maigreur de la malade, ne me montre aucune induration au siège de la vésicule enlevée.

Je me borne à prescrire un régime léger, œufs, lait, légumes verts et viandes blanches et, en plus, des lavements froids quotidiens.

Ce régime est suivi strictement pendant plusieurs mois, avec des alternatives de mieux et de plus mal.

Depuis avril 1902, la maladie s'est aggravée et ne permet plus l'alimentation, même lactée. L'ingestion de lait, de bouillon, provoque des douleurs qui ne sont pas calmées par de hautes doses de bicarbonate de soude.

La malade entre à ma clinique.

Elle est très maigre et ne pèse que 52 kilos, malgré sa grande taille. Le teint est jaunâtre, mais il n'y a pas d'ictère véritable. Les urines, quoique rougeâtres, ne contiennent pas de pigments biliaires, les selles sont colorées.

Les conjonctives sont blanches.

L'examen direct ne nous montre rien que du clapotement stomacal.

Je pense à une lésion de l'estomac ou à une périgastrite consécutive à ma première opération. J'avais, en effet, au moment de la cholécystectomie, fixé l'épiploon à la paroi abdominale [1] et je pouvais craindre des tiraillements stomacaux consécutifs à cette fixation.

L'opération faite le 6 juin 1902 justifia ces craintes.

Intervention. — Laparatomie médiane sus-ombilicale.

On trouve, aussitôt le ventre ouvert, de nombreuses adhérences épiploïques à la paroi abdominale. J'en détache quelques-unes. Mais le saignement m'arrête. Je perfore alors le petit épiploon après avoir attiré l'estomac moyennement dilaté. Je puis ainsi m'assurer que le pylore et la partie voisine de l'estomac sont souples, mais que le pylore lui-même est fixé et englobé dans les adhérences.

Pensant que ces adhérences saigneraient beaucoup et qu'elles avaient grandes chances de se reproduire, je prati-

[1] J'avais fait de l'épiploplastie protectrice.

quai la gastroentérostomie postérieure par le procédé classique.

L'opération se fit sans incident. Je signalerai seulement ce fait qu'à travers l'ouverture du petit épiploon, au-dessus de la petite courbure, le pancréas, particulièrement mobile, se laissait attirer en entier, à l'exception de la tête.

Suites opératoires des plus simples. — La malade, soumise aux injections quotidiennes de un litre de sérum pendant trois jours, a deux vomissements bilieux le deuxième jour.

Douleurs assez fortes dans la région épigastrique pendant les quatre premiers jours.

La température n'a jamais dépassé 37°,4 et le pouls, 100.

Le surjet au crin de Florence est enlevé le 15 juin ; la réunion est parfaite.

La malade ne souffre plus. Elle prend du lait et du bouillon à partir du deuxième jour; des laitages et des potages le sixième jour ; de la viande et du pain le dixième jour.

Le quinzième jour elle mange de tout, de la salade et des fruits.

Elle sort guérie de tous ses troubles le 28 juin 1902.

Suites thérapeutiques excellentes. — La malade pesait, à son entrée, 52 kilos ; à sa sortie, vingt-deux jours après, 54 kilos 1/2.

Depuis, mois de décembre 1902, elle a atteint 62 kilos et son alimentation se fait dans d'excellentes conditions. Son état général est parfait[1].

[1] Il est bien évident qu'on sera quelquefois obligé de disséquer les adhérences et de libérer l'estomac avant de pratiquer la gastroentérostomie.

En outre, celle-ci devra être pratiquée sur la face antérieure quand la périgastrite est postérieure.

Tuberculose herniaire

La tuberculose herniaire ne paraît pas très fréquente. Dans son mémoire (1891) Jonnesco réunit toutes les observations connues, qui sont au nombre de onze. Nous avons pu en retrouver une cinquantaine.

L'étude de la tuberculose herniaire ne présente guère d'intérêt qu'au point de vue anatomique, car les symptômes sont si peu tranchés que, très souvent, cette manifestation tuberculeuse fut une trouvaille au courant d'une opération ou d'une autopsie.

Cette complication des hernies paraît plus fréquente dans le jeune âge (plus de la moitié des cas se rapportent à des enfants au-dessous de 10 ans) et chez le sexe masculin.

L'irréductibilité de la hernie et son âge, pas plus que le port longtemps continué d'un bandage, ne semblent, malgré l'opinion de Jonnesco, jouer un rôle dans le développement de la maladie.

La tuberculose herniaire apparaît chez un individu déjà en puissance de tuberculose, le plus souvent chez un individu sain sans antécédents héréditaires.

Nous ne saurions dire si la tuberculose herniaire est primitive ou si cette lésion n'est que la manifestation d'une péritonite bacillaire primitive. Jonnesco pense que les lésions viscérales sont postérieures à la localisation herniaire. Il fait observer que la hernie est un terrain de moindre résistance, où le bacille de Koch peut se développer de préférence. Le tubercule ne s'accommode pas des organes richement vasculaires : il prospère sur les territoires à circulation paresseuse. Or, les vaisseaux de la hernie subissent au niveau du collet du sac une constriction qui rend la circulation languissante, condition des plus favorables pour la localisation du bacille de Koch.

Au point de vue anatomique qui nous occupera surtout, il convient d'étudier le siège de la tuberculose herniaire et sa forme.

Le plus grand nombre des observations se rapportent à des hernies inguinales : il existe quelques cas de hernies crurales; on ne connaît pas de hernies ombilicales compliquées de tuberculose.

Dans la hernie, le bacille peut se localiser sur le sac, sur le contenu, ou bien envahir à la fois le sac et le contenu. La tuberculose du sac peut être limitée au collet, au fond du sac ou s'étendre à tout le sac.

Quel que soit le siège, la tuberculose évolue soit sous forme de granulations, soit sous la forme de tubercule massif.

La forme granuleuse s'accompagne de lésions inflammatoires : épaississement du sac, adhérences du sac avec le contenu ou avec les tissus voisins.

Au contraire, dit Jonnesco, ce qui caractérise le tubercule massif, c'est le manque absolu de tout processus inflammatoire. Le sac contient dans son épaisseur un amas tuberculeux et est rempli de liquide clair, citrin, mais les adhérences font défaut. Dans quelques cas les tubercules avaient subi la fonte purulente et le sac herniaire était transformé en une poche d'abcès froid.

En dehors de l'intestin ou de l'épiploon herniés, les lésions tuberculeuses peuvent atteindre le testicule. Tantôt ces lésions, plus apparentes que réelles, n'ont pas dépassé la séreuse recouvrant l'organe : d'autres fois on a observé des noyaux tuberculeux qui avaient pénétré dans la substance glandulaire.

On ne trouve que dans un nombre assez restreint d'observations des détails précis sur l'examen histologique et bactériologique des tissus d'aspect tuberculeux enlevés au courant des opérations. La structure histologique des granulations et des tubercules n'offre rien de particulier dans la tuberculose herniaire. Quelques auteurs signalent la présence du bacille de Koch dans les cellules géantes : beaucoup n'ont pu en trouver. Mais, dans ces cas, l'inoculation au cobaye a donné des résultats positifs.

L'observation que nous donnons ici est accompagnée d'un examen bactériologique et histologique qui a été fait aussi complètement que possible.

Observation

Tuberculose herniaire. — Épiplocèle inguinale gauche. — Ectopie et atrophie testiculaire. — Ascite

Le jeune C..., âgé de 7 ans, ne présente pas, dans ses antécédents, de tare tuberculeuse.

A l'âge de 3 ans, à la suite d'une colère, l'enfant souffre du ventre : il présente une tumeur de l'aine gauche. Cette grosseur avait disparu lors de l'examen du médecin, qui trouva seulement que le testicule n'était pas descendu dans les bourses. Depuis cette époque, la hernie fut constatée à diverses reprises : elle est facilement réduite et l'enfant ne porte pas de bandage.

Au mois de novembre 1902, la hernie devient irréductible : l'enfant se plaint de coliques, de douleurs dans le côté gauche. Il perd l'appétit et la gaîté, il maigrit.

A la fin de décembre, le ventre, qui était plutôt excavé, devient bombé : il grossit assez rapidement.

A son entrée, 16 janvier, à la maison de santé, on constate l'existence d'une hernie de consistance dure dans la région inguinale. On ne trouve pas le testicule dans les bourses. Le ventre est gros, élargi ; il contient du liquide.

L'intervention a lieu le 17 janvier. L'incision est faite comme pour la cure radicale, mais un peu plus basse. Le sac, qui paraît assez volumineux, est disséqué et ouvert. On trouve le testicule complètement atrophié. Au-dessus, une masse épiploïque de la grosseur d'une petite noix, granuleuse, grisâtre, donnant tout à fait l'impression de tissu tuberculeux. La vaginale présente un semis de granulations, surtout dans le fond. L'épiploon, induré et aplati, adhère circulairement au collet du sac. La dissection en est difficile. Quand la communication avec la cavité abdominale est établie, il s'écoule une quantité de liquide clair, citrin, qu'on peut évaluer à un demi-litre. L'épiploon, attiré dans la plaie, présente une couleur jaune normale au-dessus dans l'adhérence circulaire au sac. Il est lié avec précaution, car ce tissu paraît friable.

Le testicule, complètement atrophié, est enlevé. La vaginale est excisée. On termine la cure radicale en suturant en masse la paroi fibreuse et les muscles.

Quinze jours après l'opération, la cicatrice de la peau se soulève et donne issue à un liquide séreux. L'orifice est agrandi et bourré de gaze iodoformée. On assiste, les jours suivants, à une tuberculisation manifeste de la plaie qui a été ensemencée par le liquide ascitique. Grâce à des curettages répétés, aux cautérisations par le chlorure de zinc et le nitrate d'argent, la plaie, d'abord longue de 3 centimètres, large de 2 centimètres, diminua peu à peu.

Le 5 mai 1903, la plaie est presque guérie sans profondeur. L'état général est très bon.

Examen cytologique, histologique et bactériologique. — Cet examen a porté sur le liquide d'ascite recueilli purement à sa sortie de l'abdomen, l'épiploon hernié, le sac et le testicule.

1° Liquide d'ascite. Ce liquide, examiné directement sur lames, après étalement et coloration par les réactifs usuels, renferme un grand nombre de globules blancs. Les leucocytes appartiennent à plusieurs variétés : la formule leucocytaire est la suivante :

Grands mononucléaires.		35
Petits —	(lymphocytes). .	60
Polynucléaires		5

pour 100 globules blancs.

Il y a donc une proportion très grande des mononucléaires, surtout des lymphocytes.

La recherche du bacille de Koch dans le liquide est négative. L'inoculation au cobaye a donné un résultat positif : au bout de 25 jours, le cobaye, inoculé dans le péritoine, présentait une péritonite tuberculeuse avec invasion de la rate.

2° Epiploon hernié. L'épiploon fut divisé en plusieurs fragments : les uns, après fixation et inclusion, furent débités en coupe ; une autre partie fut inoculée sous la peau du cobaye.

Examen histologique. — L'épiploon a subi une transformation tuberculeuse presque complète. On retrouve isolés des pelotons de vésicules adipeuses intacts. Presque partout ces pelotons adipeux sont remplacés par des tubercules de dimensions variées. Ce sont des tubercules jeunes ; aucun n'a subi la dégénérescence caséuse. Il y a des tubercules typiques formés de deux ou trois cellules géantes entourées de cellules embryonnaires avec, à la périphérie, des cellules allongées et une ébauche de tissu conjonctif. D'autres sont plus compliqués et les cellules géantes qui occupent le centre ont leurs noyaux moins bien colorés. Il y a un rapport évident entre les tubercules et les vaisseaux ; cela est facile à constater pour les petits tubercules arrondis qui semblent appendus aux vaisseaux comme des fruits à leur pédoncule.

La recherche du bacille de Koch dans les cellules géantes par les procédés ordinaires a été négative, bien que l'examen ait porté sur un très grand nombre de coupes et sur plusieurs centaines de cellules géantes.

L'inoculation au cobaye a été positive : au bout de

20 jours, le ganglion inguinal gauche, très gros, a été excisé : il était caséeux. L'animal a succombé peu de temps après à une tuberculose généralisée.

3° Le testicule a été fixé dans le Flemming, inclus et débité en coupes. Il ne présente pas de lésions tuberculeuses. C'est un organe atrophié : au sein du tissu conjonctif abondant on trouve quelques tubes séminifères isolés plus nombreux à la périphérie qu'au centre.

4° Un fragment du sac a été fixé et débité en coupes, sur lesquelles on trouve de petits tubercules superficiels avec cellules géantes. Ces tubercules sont au voisinage des vaisseaux.

En résumé, l'invasion tuberculeuse de l'épiploon hernié est démontrée par le résultat de l'inoculation et par l'examen histologique. Le testicule est indemne de tuberculose : il est simplement atrophié.

La nature tuberculeuse de l'épanchement ascitique est prouvée par l'inoculation : la formule leucocytaire, montrant la présence des lymphocytes en majorité, permettait déjà de la soupçonner fortement.

De l'amputation inter-scapulo-thoracique

J'ai eu l'occasion de pratiquer dernièrement une amputation inter-scapulo-thoracique, c'est-à-dire que chez un malade j'ai extirpé, avec le membre supérieur, la totalité de l'omoplate et les deux tiers externes de la clavicule.

Voici dans quelles conditions, et vous me permettrez de ne donner que le résumé de mon observation, car le seul exemplaire que j'en aie a été présenté à la Société de chirurgie de Paris, ces jours derniers.

Le jeune L..., âgé de trente ans, s'est aperçu, il y a deux ans, qu'une toute petite grosseur dure, du volume et de la forme d'une noisette, siégeait sur la face externe du moignon de l'épaule. A ce moment, elle n'occasionnait ni gêne des mouvements, ni douleur, et le malade la conservait sans crainte comme aussi sans traitement.

Au mois de février ou de mars 1902, en soulevant une barrique, il ressentit tout d'un coup une douleur très violente dans la partie supérieure du bras gauche.

Il fut obligé de lâcher et son bras retomba inerte. Quelques heures après l'accident, le moignon de l'épaule avait triplé de volume et, le lendemain, des ecchymoses apparaissaient sous la peau tuméfiée et gagnaient peu à peu les parties déclives.

Le médecin appelé à cette époque fit seulement de l'immobilisation et il vit décroître peu à peu le gonflement de la région.

Néanmoins, l'épaule ne revint pas à son volume normal et il devint impossible de retrouver la petite tumeur constatée autrefois par le malade; elle avait fait place à un empâtement dur et diffus.

Le médecin traitant institua alors et tour à tour : 1° les résolutifs locaux, vésicatoires, teinture d'iode, pointes de feu, pommades iodurées diverses; 2° des modificateurs généraux, toniques ou antisiphylitiques; ce dernier traitement syphilitique fut fait à haute dose et ne produisit d'ailleurs aucune amélioration.

Pendant ces efforts thérapeutiques, la tumeur avait grossi. Effrayé, le médecin m'envoya alors le malade et voici ce que je pus constater.

L'épaule gauche est grosse et l'augmentation de volume porte sur le tiers supérieur de l'humérus. La peau est sillonnée de grosses veines, la forme de la tumeur est arrondie et d'une façon assez régulière généralement, sauf en avant où elle envoie un prolongement jusqu'au thorax, sous le grand pectoral.

Le bras pend le long du tronc, en légère abduction.

A la palpation, la tumeur est dure, mais d'une façon irrégulière, en quelques points presque ligneuse, en d'autres molle et pour ainsi dire fluctuante. Elle est manifestement sous-musculaire, aussi bien au niveau du moignon de l'épaule où elle est recouverte par le deltoïde qu'au niveau de l'aisselle où elle est située sous le grand pectoral.

Les mouvements de l'articulation de l'épaule doivent être étudiés de deux façons : les mouvements passifs ou communiqués peuvent amener le membre supérieur dans la position horizontale, mais il est facile de s'apercevoir que ces mouvements ne se passent pas dans l'articulation de l'épaule mais bien dans l'omoplate, ou mieux dans l'articulation scapulo-thoracique. En effet, si d'une main on maintient solidement le scapulum, les mouvements d'abduction du bras sont rendus impossibles.

Les mouvements actifs sont presque impossibles, c'est à peine si le malade peut écarter le bras du tronc. On ne trouve pas de ganglions dans l'aisselle, il n'en existe pas non plus dans le creux sous-claviculaire.

L'état général est assez peu satisfaisant, le patient, maigre de nature, à poil roux, véritable candidat à la tuberculose, est fatigué, épuisé au moindre effort. Depuis quelque temps il a encore maigri et il est couvert d'une éruption de boutons qu'il faut probablement attribuer au traitement ioduré.

Pendant cet examen, il est facile de constater que la tumeur est peu douloureuse à la pression, un peu plus sensible dans les mouvements.

Devant l'ensemble de ces symptômes, j'élimine successivement la tumeur blanche de l'épaule et la syphilis osseuse. Mon diagnostic, très formel, est celui de : ostéosarcome de l'humérus. Ce diagnostic entraînait évidemment l'idée d'opération.

Mais, avant de choisir la conduite thérapeutique exacte, il importait de préciser quelques détails sur l'extension de la tumeur et les modifications à son contact de l'humérus et des os voisins.

Un premier point me paraissait acquis : le genre de lésion qui avait dû se produire en février 1902. Évidemment, cette augmentation subite de la tumeur, survenue au moment d'un effort, ne pouvait être expliquée que par une fracture spontanée.

Ces fractures spontanées, très fréquentes dans les tumeurs des os, se consolident parfaitement, ce qui, entre parenthèses, prouve qu'il faut chercher autre part que dans les lésions des os la cause des pseudarthroses.

Chez mon malade, la consolidation s'était également produite et il était impossible de déterminer une mobilité normale.

Restait à établir l'état de l'articulation et des os qui participent à sa formation. La jointure paraissait atteinte et, à première vue, on aurait pu craindre que la tumeur humérale ait gagné l'omoplate. Il n'en était rien, et la radiographie montra l'intégrité de la cavité articulaire. Les rayons X montraient aussi que la tumeur s'étendait jusqu'au tiers supérieur de l'humérus, le reste de l'os demeurant sain; qu'elle poussait du côté du thorax un gros prolongement venant toucher les côtes. L'omoplate et la clavicule paraissent indemnes. Devant ces résultats, il était impossible de songer à une opération conservatrice, telle qu'une résection partielle, même étendue. Restait à discuter la désarticulation de l'épaule et l'amputation inter-scapulo-thoracique. La première paraissait impossible, parce qu'une fois la région malade enlevée il n'y aurait pas eu de lambeau pour recouvrir. Secondement, elle ne permettait pas de dépasser au loin les limites du mal; elle allait contre le principe général de la chirurgie des tumeurs malignes. En effet, si l'on veut enlever ces tumeurs, il faut avoir surtout en vue les récidives possibles et porter le bistouri en plein tissu sain, loin des régions malades. Il ne restait qu'une opération possible, celle qu'a si magistralement décrite mon maître, le professeur Berger, l'amputation inter-scapulo-thoracique. C'est à elle que j'eus recours et mon malade put sortir de ma clinique, quinze jours après l'opération, complètement guéri et cicatrisé. La technique que j'ai suivie est celle de mon maître, avec de légères modifications. Elle peut se décomposer en un certain nombre de temps.

Premier temps. Découverte et ligature des vaisseaux sous-claviers. — 1° Incision de la peau. La peau est incisée sur la clavicule, parallèlement à l'os. L'incision s'étend du tiers interne de la clavicule à l'acromion. Elle comprend, non seulement les parties molles, mais le périoste.

2° Résection de la clavicule. Avec la rugine, le périoste est décollé et, avec quelques mouvements du costotome de Farabeuf, ce décollement est augmenté suffisamment pour qu'on puisse réséquer l'os.

La résection comprend le tiers moyen et empiète sur le tiers interne de l'os. J'essaie de la pratiquer avec le costotome ; et je suis obligé d'avoir recours à la scie.

3° Découverte et ligature des vaisseaux principaux. Le

professeur Berger, aussitôt la résection faite, fend le muscle sous-clavier et lie immédiatement les vaisseaux. Je trouve plus sûr de se donner un champ d'action plus large et, puisqu'on doit couper plus tard les muscles pectoraux, je préfère les sectionner de suite pour découvrir très complètement les vaisseaux et surtout la veine sous-clavière. Je trace donc une incision verticale partant du milieu de l'incision claviculaire et coupant successivement tous les plans qui recouvrent les gros vaisseaux. Après avoir sectionné le grand pectoral, on peut faire saillir en tirant sur ses deux lambeaux les vaisseaux qui sortent de l'espace clavi-pectoral, en particulier l'acromio-thoracique. Celle-ci peut même servir de point de repaire pour arriver directement à l'artère sous-clavière. On comprend qu'avec cet écartement des lambeaux pectoraux associés à la résection claviculaire on soit absolument maître de lier les vaisseaux aussi haut et aussi commodément qu'on le voudra. En effet, les recherches portent d'abord sur la portion très accessible des vaisseaux, sur la portion sous-claviculaire. De celle-ci on peut remonter aussi haut qu'on le veut sans danger. Certes, par la résection simple de la clavicule on a déjà du champ et il faudrait s'en contenter si la suite de l'opération ne nécessitait le sacrifice des muscles pectoraux, mais, puisque ceux-ci doivent être coupés, ne vaut-il pas mieux, au moyen de leur section immédiate, aborder franchement les vaisseaux. La veine sous-clavière est énorme; elle est collée à la première côte et j'estime qu'on peut, en essayant de la dénuder directement à cet endroit, la blesser et, par là, faire courir un réel danger au malade. Par contre, en attaquant d'abord la veine dans la région sous-claviculaire, on peut la dénuder et la mobiliser facilement. Cela devient alors très facile de faire remonter la dénudation très haut et de lier la veine sans danger. Grâce à cette technique, je liai très facilement et coupai entre deux ligatures mes deux vaisseaux. Suivant le conseil du professeur

Berger, je recherchai les artères sous-scapulaire et cervicale-transverse. Je trouvai et liai la première, mais ne recherchai que quelques instants la seconde, d'ailleurs sans la trouver.

Deuxième temps. Dessin des lambeaux. — Ce dessin nous est déjà connu par quelques côtés. L'incision circonscrivant les lambeaux se décompose en trois parties :

1° Une partie supérieure et horizontale parallèle à la clavicule ; elle nous a déjà servi à réséquer cet os ;

2° Partie antéro-latérale ; elle se décompose elle-même en deux portions : l'une, supérieure verticale, allant de la ligne claviculaire au bord antérieur de l'aisselle ; c'est elle qui nous a permis d'aborder et de couper les pectoraux ; l'autre, latérale, partant de l'extrémité inférieure de la précédente et courant obliquement en bas et en arrière, le long du thorax pour se terminer à l'angle inférieur du scapulum ;

3° Partie postérieure ; elle rejoint par le plus court chemin la partie externe de la ligne claviculaire, à l'angle inférieur du scapulum.

Troisième temps. Taille des muscles. — Les muscles antérieurs, grand et petit pectoral, ne doivent plus nous occuper, puisqu'ils ont déjà été coupés.

Restent le trapèze et tous les muscles qui rattachent le scapulum aux vertèbres et aux côtes.

La section du trapèze le long de ses insertions claviculaire et scapulaire se fait en quelques coups de ciseaux.

Un aide écarte alors avec force le bras du tronc et on peut alors entre deux doigts saisir tous les muscles qui s'attachent au bord interne du scapulum et les sectionner rapidement aussi près que possible de l'os. Ce temps doit être très rapidement mené et ne doit pas dépasser une demi-minute dans les cas normaux.

Quatrième temps. Hémostase des petites branches vasculaires. — Au fur et à mesure qu'on a détaché l'omoplate du tronc, on bourre avec des paquets de compresses la plaie saignante. Dans quelques observations, l'hémorragie de la région postérieure fut assez abondante, mais, chez mon malade, elle nécessita à peine la pose de quelques pinces. Il est important de faire toujours l'hémostase avec soin. Quelquefois il sera difficile de pincer les vaisseaux, par suite de la rétraction des muscles vers la colonne vertébrale. Il suffit alors d'aller chercher ces muscles avec des pinces de Kocher pour voir et lier progressivement les vaisseaux qui saignent.

Cinquième temps. Suture et drainage. — Il est bon, malgré la perfection de l'hémostase, de placer un drain allant vers la colonne vertébrale et sortant par l'angle inférieur de la plaie. Dans mon cas, j'en plaçaî un second dans la région claviculaire.

Telle est l'amputation inter-scapulo-thoracique que j'ai pratiquée; j'insiste à nouveau sur la petite modification que j'ai apportée à la technique de mon maître le professeur Berger. Cette modification, qui consiste dans la section préalable des muscles pectoraux, donne la plus grande facilité pour la ligature des gros vaisseaux.

Je désirerais dire maintenant, en quelques mots, les difficultés, les dangers, les indications de l'amputation inter-scapulo-thoracique.

1° La difficulté de cette opération n'est pas grande et, à part la ligature des vaisseaux qui, dans certains cas, peuvent être peu abordables, tous les temps de l'opération sont bien réglés et peuvent être exécutés rapidement.

2° Les dangers. Je ne parlerai pas du choc opératoire, car, malgré l'étendue apparente du traumatisme, l'intervention peut être menée vite sans que le malade se soit appauvri en sang, surtout si l'on a eu la précaution de mettre une bande élastique très serrée sur le membre supérieur.

L'hémorragie constituerait un danger sérieux, si on ne prenait d'abord le soin de tarir la source sanguine par la ligature préalable des vaisseaux. Après cette ligature, il n'y a plus que les vaisseaux postérieurs à pouvoir donner du sang; la section rapide des muscles permettra d'enlever vite l'omoplate et de lier ensuite à découvert tous les vaisseaux.

Le danger le plus considérable de cette opération réside dans l'ouverture de la veine sous-clavière. La déchirure de cette veine peut être produite par des tentatives de dénudation, surtout quand les expansions de la tumeur avoisinent le vaisseau. Quand ces expansions remontent jusqu'au-dessus de la clavicule, on peut dire que toute ligature devient très difficile; il est vrai que dans ces cas il vaut mieux ne pas opérer le malade, ou, si l'on ne s'aperçoit des difficultés qu'au cours de l'opération, procéder avec un luxe de précautions qui ne seront jamais inutiles.

Mais, même lorsque la veine est indemne, il faut craindre de la blesser, et c'est pour cela que nous sectionnons les muscles pectoraux dès le début de l'opération. Ce faisant, nous agissons d'abord sur une portion mobile de la veine et, si nous la blessons, rien n'est plus facile que de mettre immédiatement une pince. Avec la simple résection claviculaire, quoique le champ soit déjà agrandi, une faute opératoire pourrait se payer cher, car il ne serait peut-être pas facile de découvrir la blessure veineuse et d'y remédier sur-le-champ.

Enfin l'infection, se produisant dans une vaste plaie, pourrait devenir grave; mais l'opération est assez bien réglée pour que dans tous ses temps l'asepsie la plus rigoureuse puisse être observée. Les risques d'infection grave peuvent donc être réduits à rien.

Indications. — L'amputation inter-scapulo-thoracique peut être indiquée :

1° Dans les traumatismes; ces cas sont évidemment à part et nous ne nous en occuperons pas;

2° Dans les tumeurs; ces tumeurs peuvent siéger soit dans l'omoplate, soit dans l'extrémité supérieure de l'humérus.

Les tumeurs de l'omoplate relèvent évidemment de cette opération ; d'ailleurs elle n'y donne pas de résultat bien merveilleux. Quant aux tumeurs de la tête humérale, c'est vraiment pour elles que l'opération s'est montrée bienfaisante et les statistiques du professeur Berger en font foi. Pour ces sortes de tumeurs, l'opération de mon maître n'avait qu'une rivale, la désarticulation de l'épaule : celle-ci avait manifesté son impuissance, son insuffisance dans nombre de cas où la récidive était survenue rapidement après l'acte opératoire. Au moins elle gardait pour elle sa bénignité, sa facilité. Avec les progrès de l'asepsie, l'amputation inter-scapulo-thoracique peut réclamer aussi ces deux qualités. La mortalité opératoire est nulle dans tous les derniers cas publiés; quant aux résultats éloignés, ils sont infiniment supérieurs à ceux de la désarticulation scapulo-humérale.

Je concluerai donc en disant que, dans toutes les tumeurs malignes de l'extrémité supérieure de l'humérus, il faut enlever l'omoplate en même temps que le membre supérieur.

Kyste abdominal suppuré
à bacille pyocyanique pur

Les kystes du pancréas, quoique bien étudiés dans ces dernières années, surtout à l'étranger, constituent néanmoins une affection assez rare. Les observations n'en sont point fréquentes, particulièrement en France. Nous avons observé une collection kystique de la partie supérieure de l'abdomen, collection développée à notre avis dans le pancréas. En outre de ce siège anatomique qui est déjà une rareté, nous avons observé une suppuration de la poche kystique déterminée par le bacille pyocyanique à l'état de pureté. Si les suppurations dues à cet agent sont fréquentes à la surface des tissus, il n'en est pas de même dans la profondeur.

A ce double titre, siège pancréatique de la poche kystique et infection pyocyanique, il nous a paru intéressant de publier l'observation suivante :

Mme C..., de Cornillé, âgée de 45 ans, avait toujours eu une bonne santé lorsqu'un jour elle s'aperçut que sa taille s'épaississait en même temps qu'elle ressentait des douleurs sous les côtes, du côté gauche. Peu à peu cette femme, qui était fermière, ne peut plus se livrer à ses travaux habituels ; il lui devient impossible de se baisser. Malgré la diminution graduelle de l'appétit, l'état général se maintient satisfaisant pendant un an.

Au mois de mars 1900, la douleur est devenue beaucoup plus intense ; le ventre a grossi rapidement en haut : pour ces deux raisons la malade, obligée de cesser tout travail, consulte le Dr Combes, de Mazé. Celui-ci constate une tumeur de la région supérieure de l'abdomen et adresse la malade au Dr Brin.

Le Dr Brin trouve une grosse tumeur ayant son siège dans l'hypochondre gauche, empiétant sur l'épigastre et sur la région ombilicale, dépassant dans le sens transversal la ligne médiane et descendant verticalement dans la fosse iliaque gauche. — Cette tumeur est arrondie. — Elle possède une certaine mobilité dans le sens horizontal et dans le sens antéro-postérieur ; mais il est impossible de savoir si elle est mobile dans le sens vertical, car la tumeur remonte sous les côtes, jusque vers la septième. La percussion dénote une matité à la base du thorax, en arrière, matité qui se prolonge dans le flanc gauche et fait place graduellement à la sonorité quand on se rapproche de la ligne médiane. Dans toute l'étendue abordable la tumeur donne une sensation de rénitence ; la pression est partout douloureuse.

En dehors de la douleur et des troubles respiratoires dus à la compression, il n'existe pas de signes fonctionnels pouvant aider au diagnostic : pas de symptômes traduisant un mauvais fonctionnement du tube digestif ou des glandes annexes. Absence totale de phénomènes urinaires.

La température a toujours été normale jusqu'au jour de l'intervention.

Quel diagnostic porter ? Il s'agissait évidemment d'une tumeur kystique ; mais quel était l'organe malade ? En l'absence de tout signe urinaire on élimina l'hydronéphrose et les autres collections du rein. On pouvait supposer que cette tumeur s'était développée dans la rate ou dans le pancréas.

Il fallait intervenir de toute nécessité, car la malade ne pouvait plus respirer. On fait une laparatomie médiane, l'incision ayant l'ombilic comme milieu. Aussitôt on découvre une tumeur qui a repoussé le côlon transverse et le méso-côlon. Le méso est sillonné de vaisseaux d'un volume extraordinaire, très rapprochés les uns des autres.

Quand on abaisse le côlon tranverse, on voit qu'au-dessus de lui la tumeur est recouverte par le péritoine parcouru par des mailles serrées de vaisseaux volumineux. Il est impossible de lier ces vaisseaux sans compromettre la vitalité du côlon transverse.

Espérant qu'on jugerait mieux des connexions de la tumeur après l'avoir vidée en partie, on fait une ponction avec le trocart de Potain entre deux vaisseaux. A la grande surprise des assistants, on tire deux litres et demi environ d'un liquide purulent d'une couleur verte spéciale. La ponction ne diminue en aucune façon l'adhérence de la poche aux tissus voisins : on plaça une pince de Kocher sur l'ouverture, et cette pince fut laissée à demeure après avoir été entourée de compresses stériles. La paroi abdominale fut fermée autour du tampon.

Cette intervention procure à la malade un soulagement considérable : elle peut respirer. Le troisième jour, le tampon et la pince sont enlevés. Il ne s'écoule pas de pus. On refait le tamponnement.

Mais, huit ou dix jours après l'opération, la malade, qui n'avait jamais eu de fièvre auparavant, présente une élévation de température. Examinée à ce moment, elle ne montre aucun empâtement notable de la région. Notre dessein était d'intervenir par la voie lombaire quand la collection se reproduirait. L'attente fut de courte durée. Avec la fièvre on voit apparaître un gonflement de la région : quinze jours après l'intervention, la collection s'était reproduite. La température est très élevée, et elle atteint 39°,5 le soir, avec de grandes oscillations journalières. Dans une deuxième intervention, on ouvre la poche kystique par la voie lombaire, ou mieux, par le flanc gauche. On tombe sur une poche dont la paroi se confond avec les tissus voisins enflammés. Une large incision donne issue à une quantité de pus aussi grande qu'à la première opération. Mais ce pus n'est pas vert, il est noirâtre, d'odeur nauséabonde.

Du jour au lendemain, la fièvre tomba pour ne plus reparaître. La malade fut guérie après deux mois d'une suppuration qui alla en s'atténuant graduellement. La guérison s'est maintenue : la malade a été revue très bien portante ces derniers temps. Elle a une éventration de la paroi abdominale antérieure au point occupé par le tampon.

Avant d'aborder l'étude bactériologique, nous devons nous demander quel était l'organe point de départ de la suppuration. S'il n'y avait eu que la deuxième intervention pour nous renseigner, il serait difficile d'émettre une hypothèse. La seule constatation possible, c'est que la collection n'était ni rénale, car il n'y a jamais eu d'écoulement d'urine, ni périrénale, car la tumeur siégeait en avant, et, d'ailleurs, l'exploration de la cavité, quand elle fut vidée par voie lombaire, ne permit pas de trouver le rein : enfin, il n'y avait pas de troubles urinaires. Par suite des constatations faites au cours de la laparatomie antérieure, on peut se faire une idée plus nette du siège de la lésion. Pareille poche suppurée ne pouvait guère se développer que dans la rate ou dans le pancréas. Or, une tumeur de la rate n'est pas sous-péritonéale, mais intra-péritonéale. Force est de penser à une lésion du pancréas. Il y en a deux possibles. Ou bien il s'agit d'un kyste de la queue du pancréas : le voisinage du côlon transverse permet de songer à une infection transpariétale. Ou bien il s'agit d'un kyste sanguin, décrit ces dernières années, formé à la face antérieure du pancréas et infecté secondairement soit par le canal de Wirsung, soit à travers la paroi de l'intestin adhérant à la poche. Ce qui nous engage à pencher plutôt vers l'hypothèse du vrai kyste suppuré, c'est que le liquide purulent était homogène, bien lié et ne contenait pas trace de sang.

Nous étiqueterions donc volontiers cette tumeur : kyste suppuré du pancréas.

Un point reste à élucider. Quel était l'agent de la suppuration? L'étude bactériologique du pus, retiré aseptiquement au moment de la première intervention, nous a permis d'isoler un microbe, et un seul : le bacille pyocyanique.

Tout d'abord nous avons été frappés de la couleur verte, très spéciale, du liquide purulent. Il ne fut pas difficile de mettre en évidence le pigment bleu, la pyocyanine caractéristique du bacille de Gessard, au moyen du chloroforme. Cette réaction nous permettait d'affirmer la présence du bacille pyocyanique. Il fallait encore savoir si le bacille du pus bleu était seul ou s'il était associé à une ou plusieurs autres bactéries pathogènes. L'examen direct du pus permettait de voir des bactéries assez peu nombreuses, de forme ovoïde, réunies en petits amas. Les préparations traitées par la méthode de Gram ne montrent aucun microbe coloré.

Le pus fut ensemencé en stries sur la gélose inclinée et en profondeur dans la gélose sucrée. Il se développa une seule espèce de colonie microbienne; plusieurs colonies repiquées sur les milieux usuels, après de nouveaux ensemencements en stries et passage sur la gélose peptonée et glycérinée, fournirent des cultures typiques présentant tous les caractères du bacille pyocyanique. Le bouillon inoculé dans les veines du lapin entraîna la mort et le bacille fut retrouvé dans le sang et dans les organes.

Il n'est donc pas douteux que le pus renfermait, au moment de l'intervention, un bacille pyocyanique, à l'exclusion de tout autre microbe.

Est-ce à dire que ce microbe ait été l'agent causal de la suppuration? Cela n'est pas démontré; il est possible qu'à un certain moment le pus ait renfermé d'autres microbes et que ces germes aient disparu à l'exception du bacille pyocyanique.

Mais ce que nous savons du bacille pyocyanique nous

permet aussi bien de le considérer comme capable de créer à lui seul une suppuration. C'est un germe fréquemment rencontré dans l'intestin; nous l'avons très souvent trouvé dans les eaux de mauvaise qualité de notre région. Rien de surprenant à ce que ce germe ait traversé les parois du côlon, adhérent à une poche kystique, et se soit développé dans un milieu de culture favorable.

Nous ferons remarquer, en terminant, que les infections mixtes, compliquées de bacille pyocyanique, ont généralement un pronostic très sombre. C'est une raison qui milite en faveur de l'infection unique par le pyocyanique, dans le cas qui nous occupe. En effet, la malade n'a jamais eu de réaction thermique avant la première intervention; il est probable qu'à ce moment un passage de germes intestinaux, dans la cavité en partie vidée, a provoqué une infection mixte qui s'est traduite aussitôt par une ascension rapide de la température.

Toutefois le bacille pyocyanique, au moment de l'intervention chirurgicale, n'était ni mort ni dénué de virulence. En effet, l'un de nous, en aidant à l'acte opératoire, se fit une inoculation involontaire à la face dorsale de l'annulaire gauche; il se développa en ce point un petit abcès dont le pus de couleur verdâtre contenait le bacille pyocyanique à l'état de pureté, comme on put s'en assurer à l'aide des cultures.

Prolapsus utérin chez la femme vierge

Le prolapsus utérin présente encore dans son histoire un certain nombre de points obscurs. Sa pathogénie, quoique éclairée par de nombreux travaux, n'est pas encore complètement élucidée et quelques faits semblent d'interprétation difficile. L'un des plus intéressants parmi ceux-ci est le prolapsus qui survient chez les vierges. Sans avoir fait de recherches bibliographiques bien étendues, nous pouvons affirmer que de semblables cas de prolapsus se trouvent très rarement et qu'il y a eu très peu d'observations publiées. On cite toujours le cas de Mundé, et la plupart des auteurs se bornent là; dans tous les traités classiques, nous n'avons trouvé que cette observation. A la rigueur, nous pourrions en rapprocher un fait de Témoin; cependant il s'agit là d'une femme qui n'a jamais eu ni enfants, ni fausse-couche, mais qui est mariée et qui, de ce fait, a eu ses voies génitales élargies.

Cette rareté des observations, doit tenir évidemment à ce qu'elles n'ont pas été publiées, car, pour ma part, j'ai déjà eu l'occasion de rencontrer deux cas de prolapsus utérins complets chez des vierges.

Observation I

Mlle C., de Juvardeil, 21 ans, fermière.

Les antécédents héréditaires n'ont rien d'intéressant. Le père et la mère vivants sont bien portants. La mère, après ses accouchements aurait eu, d'après son médecin, une tendance au prolapsus. Elle a eu 7 enfants dont 2 sont morts.

Parmi les cinq qui restent il y a 3 filles, dont la malade : les deux autres filles (l'une est mariée) n'ont rien.

Les antécédents personnels ne nous apprennent pas grand'-chose. Mlle C. n'a pas eu de maladie dans le bas âge. Jusqu'à sa puberté elle était assez solide quoique légèrement anémique. Elle a été réglée à 16 ans, et très bien dès le début; mais au bout de quelques temps les menstrues deviennent moins périodiques; il y a tantôt avance, tantôt retard; puis l'écoulement menstruel devient moins abondant en même temps que les douleurs apparaissent au moment des règles : ces douleurs ne sont jamais assez fortes pour forcer au repos complet.

Il n'y a pas de troubles gastriques et la malade a bon appétit. Les selles sont à peu près régulières, et c'est seulement un peu avant les règles qu'apparaîtrait une légère tendance à la constipation.

Les occupations de la malade sont fatigantes; elle se livre aux gros travaux de la campagne mais elle ne se rappelle pas cependant avoir fait d'effort violent.

Maladie actuelle. — Le début remonte à 3 ans : la malade s'aperçoit, en faisant sa toilette, que la matrice sort du vagin. A ce moment il n'y avait aucune sorte de douleur. La matrice sort de 1 à 2 centimètres (et est grosse comme le bout du pouce).

Depuis lors la descente de matrice s'accentue de plus en plus sans déterminer de douleurs bien vives, sauf au moment des règles où des tiraillements très pénibles se font sentir dans les reins.

La marche n'est pas difficile et personne ne pourrait deviner l'infirmité de Mlle C.

Le seul symptôme véritablement gênant pour celle-ci est l'impossibilité d'uriner sans avoir réduit préalablement le prolapsus. Naturellement la chute se reproduit de suite.

La malade n'a jamais suivi de traitement local, ni porté

de pessaire. Depuis 3 ans, elle prenait consciencieusement les remèdes d'un pharmacien qui la traitait pour anémie!

Examen pratiqué le 1er mai 1903 :

Mlle C. est une grande jeune fille, blonde, anémique, à tempérament lymphatique.

L'utérus prolabé présente une ulcération sur la lèvre antérieure et un peu d'inflammation de la lèvre postérieure.

Il se réduit très facilement. Dans les efforts il retombe et on voit que l'utérus est précédé dans sa descente par celle de la paroi vesico-vaginale et de la paroi recto-vaginale.

La réduction s'opère sans douleur : l'utérus est trop petit (5 cent. 1/2 de long et peu d'épaisseur). Le périnée est constitué par une mince toile de tissu flasque et les releveurs de l'anus semblent également atrophiés.

Dans le vagin très vaste je pratique un examen sommaire sans m'enquérir soigneusement (à tort) de l'état des ovaires. Je ne découvre rien d'anormal dans les culs de sac.

Étant donné l'âge de la malade, je décide d'être aussi conservateur que possible.

Dans une première opération, le 7 mai, je pratique une colporrhaphie antérieure et une colpopérinéorrhaphie après avoir écouvillonné et cautérisé l'utérus.

Dans une seconde intervention, le 20 mai, je me proposais de fixer l'utérus par la voie haute et je fis une laparatomie médiane. Après avoir enlevé un kyste de l'ovaire gauche sur lequel je ne comptais pas, je pratiquai le raccourcissement des ligaments ronds. Malgré un plissement sérieux, la matrice ne me paraissait pas suspendue suffisamment par ses ligaments naturels très atrophiés, et je fixai l'organe utérin à la paroi abdominale.

Les suites de l'intervention furent simples et la malade sortit le 10 juin de ma maison de santé.

A noter seulement une légère suppuration très tardive (15e jour), sans fièvre, survenue au bas de la cicatrice abdominale et due peut-être à un fil utérin. Cette suppuration a duré quelques jours et n'a occasionné aucun dégât.

A la sortie de la malade, le périnée était large mais mou : l'utérus était haut fixé et ne descendait pas pendant les efforts.

J'ai revu Mlle C. fin juillet : les résultats opératoires se sont maintenus et la malade est enchantée de son sort.

Observation II (résumée)

Mlle J., de Chemillé, âgée de 66 ans.

Antécédents héréditaires sans intérêt. Je note cependant la mort d'un frère tuberculeux.

Antécédents personnels. — A 14 ans, arthrite fongueuse du genou gauche traitée par Daviers et guérie avec ankylose.

A 16 ans, un abcès du sein survenu à la suite d'un coup.

Réglée à 15 ans 1/2, très régulièrement jusqu'à 51 ans.

La ménopause s'est passée sans incident. Jamais, pendant la vie génitale, il n'y a eu de pertes de sang en dehors des règles.

A l'âge de 20 ans, maladie singulière caractérisée par des névralgies, de l'embarras de la parole et de la monoplégie brachiale gauche — ensuite par un œdème localisé aux cuisses et aux reins. — Elle fut traitée par des douches.

Depuis, rien de particulier, sauf des troubles stomacaux fréquents.

Maladie actuelle. — Début brusque, il y a 7 ans : En se promenant, la malade ressent une douleur vive dans le côté droit ; le lendemain, en faisant son ménage, elle sent tout à coup la matrice qui sort de la vulve.

Elle va consulter M. le Dr Allain, mais ne suit aucun traitement : ni pessaire ni autre.

La matrice prolabée s'irrite peu à peu et la malade calme cette irritation par des lavages.

L'utérus sort facilement et est presque constamment sorti. Parfois, cependant, il resterait en place, ou au moins dans le vagin, pendant deux ou trois jours. Il rentre avec une grande facilité, soit sous la pression de la main, soit quand la malade s'assied.

La malade se plaint de difficulté pour uriner et de tiraillements dans les reins, mais ce qui la décide à venir nous consulter, c'est l'apparition, depuis un mois, d'un écoulement utérin, sorte de sérosité très irritante qui amène de l'inflammation des parois vaginales et du haut des cuisses. Ceci alarme la malade; en outre, elle a maigri notablement depuis quelque temps.

Mlle J. ne s'occupe que de son ménage et n'a aucun gros travail à faire. Je ne trouve chez elle, comme cause d'effort, qu'une constipation continue, nécessitant l'emploi de fréquents laxatifs. Je ne puis malheureusement faire préciser si cette constipation, datant d'environ sept ans, est antérieure ou postérieure au prolapsus qui remonte à peu près à la même époque. Je note, en passant, que la malade attribue son infirmité aux positions qu'elle est obligée de prendre à cause de sa mauvaise jambe, dans certains actes, comme la défécation.

Examen le 20 juin 1903. — A première vue, matrice entièrement sortie, entre les cuisses érythémateuses.

L'utérus est petit, manifestement atrophié, les lèvres du col sont un peu rouges mais ne présentent aucune ulcération; il en sort un écoulement visqueux sans odeur, absolument blanc et transparent. Une fois l'utérus rentré, et sa réintégration est des plus faciles, on constate que le vagin est très vaste, que ses parois sont flasques, on ne peut plus sentir les releveurs ; le périnée est réduit à une mince feuille, on sent manifestement, en arrière de l'utérus rentré, une grosse masse remplissant le petit bassin, fluctuante ou rénitente.

C'est évidemment un kyste de l'ovaire. Tout d'abord, vu

l'âge de la malade, j'avais pensé que le prolapsus pourrait être maintenu par des appareils, ou tout au moins par une simple colpopérinéorrhaphie. La constatation du kyste me fit proposer une laparatomie. Cette intervention fut pratiquée le 25 juin.

J'enlevai d'abord un kyste de l'ovaire gauche contenant un litre de liquide. Puis je fixai l'utérus à la paroi abdominale. Les suites de l'opération furent absolument simples et la malade partit le 20 juillet.

J'ai revu la malade au commencement d'octobre. L'utérus est resté en bonne place.

Nous ne voulons pas tirer de ces observations des conclusions sur la pathogénie du prolapsus : il serait prématuré de le faire. Néanmoins, il est permis de signaler quelques points.

Tout d'abord n'est-il pas naturel de songer, devant ce prolapsus de vierge, à la vieille distinction des hernies d'effort et de faiblesse? Cette hernie utérine, que grossesses ni accouchements n'ont préparée, n'est-elle pas une hernie d'effort? Nous ne retrouvons pas ici les conditions productives du prolapsus ordinaire, prolapsus de faiblesse. Dans celui-ci l'utérus trop gros n'est plus soutenu par le périnée déchiré ou distendu, il n'est plus suspendu par ses ligaments qui participent à la subinvolution utérine et il descend tout naturellement au-dessous de sa position normale. Dans le prolapsus virginal, au contraire, nous pourrions admettre que l'utérus est chassé par l'effort à travers des tissus qui se défendent, qu'en un mot, c'est un prolapsus de force. Il n'est pas impossible qu'une telle descente utérine puisse se produire, mais, si nous nous reportons à nos observations, nous croyons prudent de la déclarer rare. Dans l'observation I, la femme fille se livre bien à des travaux pénibles, mais jamais elle n'a senti de douleur brusque, elle s'est aperçue de son infirmité par hasard et aucun phénomène brutal n'a précédé l'apparition du prolapsus. Il semble bien que, si les efforts ont joué un rôle, leur action a été facilitée par une cause que nous recherchcrons.

Dans l'observation II, la malade n'a jamais eu d'effort violent à faire et la constipation dont elle se plaint remonte à la même date que le prolapsus; il est donc difficile de savoir si elle est cause ou effet.

Dans les deux observations ci-contre, nous trouvons la filière génitale dans les mêmes conditions. Le périnée est mince et flasque, le vagin a des parois très vastes et très lâches, les releveurs de l'anus n'ont plus d'action et pourtant il n'est passé dans leur écartement qu'un utérus diminué de volume et manifestement atrophié. Donc, nous sommes bien forcés d'admettre qu'une véritable dystrophie primitive a frappé les éléments suspenseurs de la matrice. En outre, la laparatomie nous a révélé la même faiblesse des ligaments suspenseurs : tous les moyens de fixité de l'utérus ont perdu leur pouvoir. Il n'est donc pas étonnant que cet organe ait pu quitter sa place habituelle sous l'action des moindres efforts et même de la poussée intra-abdominale continue : le prolapsus est constitué et c'est un vrai prolapsus de faiblesse, et non de force, bien que les ligaments utérins aient perdu leur tonicité pour d'autres raisons que la grossesse et l'accouchement.

Cette perte générale de la tonicité musculaire suffirait probablement à elle seule pour expliquer la chute de matrice dans nos deux observations. Cependant nous devons remarquer la coexistence d'un kyste ovarique et la petitesse notable du corps utérin. Ces deux faits ont leur importance et ont pu faciliter le prolapsus.

Le kyste ovarique par lui-même n'a pas grande signification. Peut-être par son développement pelvien repousse-t-il la matrice; mais cette explication, plausible pour le gros kyste de l'observation II, ne l'est plus pour l'observation I. D'autre part, les kystes ovariques ordinaires sont presque toujours intrapelviens à leur début et, comme ils surviennent le plus souvent chez des femmes âgées, multipares quelquefois, ils devraient s'accompagner fréquemment de prolapsus. Or, il n'en est rien. Cette coexistence n'est pas notée dans les auteurs : nous ne l'avons jamais observée. Nous avons même vu le cas contraire : une femme, que nous avions opérée d'un kyste de l'ovaire, est venue nous trouver 3 mois après pour un prolapsus utérin. Dans ce cas, le kyste de l'ovaire servait de moyen de suspension à l'utérus; il est vrai qu'il ne jouait ce rôle qu'à cause de son développement.

Reste l'atrophie utérine. — Elle est beaucoup plus intéressante. Comment l'expliquer et quels sont ses effets? L'atrophie de la matrice peut apparaître comme second stade de la métrite. Or, nous ne notons pas d'inflammation utérine chez nos deux malades et nous devons abandonner cette pathogénie. Pour nous, il est vraisemblable que chez nos deux malades l'atrophie est primitive. Dans l'observation I, l'utérus a absolument le type infantile; dans l'observation II, il s'agit probablement d'une atrophie sénile, à moins que la petitesse de l'utérus soit congénitale, comme dans le premier cas.

Une fois constituée, l'atrophie de la matrice doit jouer un rôle dans sa descente, un corps glissant d'autant mieux dans un canal qu'il y est plus au large.

En résumé, dans nos deux observations, le prolapsus s'est produit d'autant plus facilement que l'utérus était atrophié et que ligaments et périnée avaient perdu toute tonicité.

De la rupture sous-cutanée des tendons et de leur traitement chirurgical

Les ruptures sous-cutanées des gros tendons sont rares ; nous voulons entendre sous ce titre uniquement celles qui succèdent à une contraction musculaire. Nous n'avions jamais eu l'occasion, pendant notre internat à Angers et à Paris, ou depuis dans notre pratique privée, de rencontrer ce genre d'accident, quand, à peu de jours d'intervalle, le hasard nous mit en présence de deux cas de rupture tendineuse, concernant l'un le tendon d'Achille, l'autre le tendon sus-rotulien. Le premier datait de plusieurs semaines, le second venait de se produire. Ce sont donc deux faits bien voisins comme pathogénie, différents toutefois par les indications thérapeutiques auxquelles ils auraient pu donner lieu.

Quel traitement, en effet, devons-nous appliquer aux ruptures des gros tendons ? La question nous semble mériter une réponse quelque peu différente, suivant que le chirurgien est appelé immédiatement après l'accident ou, au contraire, à quelque temps de distance.

Appelé immédiatement après la rupture, le chirurgien ne doit pas hésiter à intervenir et à suturer les deux bouts du tendon. Cette méthode présente le grand avantage de hâter la guérison, de la rendre plus certaine, d'éviter ainsi les véritables infirmités consécutives parfois aux anciens traitements. Elle permet en outre, et cela est pour nous d'un grand intérêt, de traiter les lésions des articulations si souvent atteintes dans les ruptures des gros tendons, par exemple dans celles des tendons sus et sous-rotuliens. N'est-il pas courant, dans certains pays, de pratiquer l'arthrotomie pour les hémarthroses du genou? A plus forte raison sommes-nous autorisés à intervenir quand, à la toilette minutieuse de la jointure nous pouvons ajouter celle de son surtout musculo-tendineux.

A cet égard, le voisinage d'une grande articulation pèse d'un grand poids, à notre avis, sur la détermination à prendre.

Comparons, par exemple, une rupture du tendon d'Achille et une autre d'un des tendons juxta-rotuliens.

Dans le premier cas, nous pouvons parfaitement accepter, même au point de vue thérapeutique, la division des ruptures en complètes et incomplètes. Si la rupture est complète, nous la suturerons immédiatement ; si elle est incomplète, nous pourrons être moins interventionnistes et nous contenter du massage. (Le massage est, d'ailleurs, en dehors du traitement chirurgical, la seule méthode non dangereuse, la seule efficace. C'est aussi le meilleur adjuvant de l'opération.)

Prenons maintenant une rupture des tendons rotuliens. Complète, elle impose l'intervention, comme dans celle du tendon d'Achille ; mais, incomplète, que commande-t-elle? l'abstention, comme pour le tendon d'Achille. Eh bien, non, elle nous semble mériter aussi le traitement chirurgical toutes les fois qu'il y aura manifestement hémarthrose, et l'hémarthrose commande ici la main du chirurgien au moins autant que la rupture tendineuse. Lorsque l'hémarthrose n'existe pas, on se basera sur la largeur de l'encoche intercalaire pour intervenir ou se contenter du massage. Lejars, dans un cas de rupture incomplète (ou mieux, presque complète, étant donnée la minceur de la bandelette persistante), obtint un beau succès par la suture.

Si le chirurgien n'est appelé qu'un certain temps après l'accident, quelle conduite doit-il adopter? 1° *10 ou 15 jours* après la rupture, la cicatrisation n'a pu se prononcer ; nous rentrons alors dans le premier cas d'appel immédiat et nous devons intervenir toutes les fois que la rupture sera bien complète avec grand écart, ou que, moins prononcée, elle s'accompagne de troubles articulaires. A cette époque, il est même souvent plus facile, vu la diminution ou la disparition du gonflement, d'examiner et de définir exactement les lésions que 24 heures ou 36 heures après l'accident. Au point de vue opératoire, les conditions sont aussi favorables *au moins* que dans les quatre ou cinq premiers jours. A la suite de plusieurs chirurgiens, nous proposerions même volontiers, en dehors des cas d'intervention tout à fait immédiate (2-5 heures), de n'opérer qu'après la disparition du gonflement diffus, c'est-à-dire au bout d'une huitaine de jours. En attendant, un léger massage et des applications froides seraient indiqués : l'eau courante serait encore préférable.

2° *Après 15 jours*, la cicatrisation est commencée et on est autorisé à attendre pour savoir quel résultat elle produira. On ne doit pas, d'ailleurs, rester les bras croisés, mais bien se livrer au massage le plus consciencieux de la région atteinte. De cette façon on hâtera non seulement la cicatrisation, mais on évitera l'atrophie musculaire et les raideurs articulaires. Combien de temps doit durer cette attente active? Nous pensons que vers la sixième semaine, si on ne voit pas apparaître les signes de la cicatrisation, il faut faire la suture. A quoi reconnaît-on le début de la cicatrisation? On doit tenir un grand compte de la diminution de l'impotence fonctionnelle. Mais il est assez difficile de la rechercher, car les mouvements actifs sont dangereux et pourraient augmenter l'espace intercalaire.

On recherchera aussi une bandelette réunissant les deux bouts tendineux. Dans l'encoche encore manifeste, on sent une cordelette qui se tend dans les contractions musculaires. Petite et frêle au début, cette cordelette augmentera de largeur et de force et on pourra suivre ses progrès. En un mot, la rupture complète s'est transformée en rupture incomplète dont on peut espérer la guérison spontanée avec l'aide du massage.

Si vers la sixième semaine ces signes de cicatrisation ne sont pas apparus, il n'y a qu'à tenter l'avivement des bouts tendineux et leur suture : nous l'avons fait avec succès pour une rupture du tendon d'Achille, vieille de deux mois.

Nous proposons les conclusions suivantes :

1° *Immédiatement après l'accident*, toute rupture *complète* d'un gros tendon doit être suturée. Toute rupture *incomplète* compliquée d'hémarthrose doit être traitée de même façon. On peut se borner au massage pour les ruptures incomplètes sans complication articulaire.

2° *Dans les quinze jours qui suivent* l'accident, le blessé doit être soumis aux mêmes considérations thérapeutiques que dans l'article précédent.

3° *A partir de cette période* (15 jours), on peut attendre la cicatrisation en l'aidant par le massage pendant cinq à six semaines. Si au bout de ce temps on n'a pas de signes sérieux et palpables de cicatrisation, il faut faire l'avivement et la suture.

Observation I

Rupture du tendon d'Achille — Suture — Guérison

M. A..., 49 ans, instituteur, Sainte-Gemmes d'Andigné, vient, le 20 avril 1902, me consulter pour une rupture du tendon d'Achille.

Cet homme, très gros et très muselé, rhumatisant (quoique n'ayant jamais eu de rhumatisme aigu), a déjà eu des traumatismes de la jambe droite. Il y a douze ans, dans une chute, il a eu cette jambe prise entre deux planches et le tibia cassé. Il persiste aujourd'hui un cal insignifiant. Malgré cette bonne consolidation, le malade a presque toujours eu des souffrances du côté du membre fracturé. Il y a quatre ans, phlébite du même côté et ensuite signes de névralgie sciatique, le tout persistant quatre ou cinq mois. Depuis lors, les changements de temps, les marches un peu longues ramenaient les douleurs. Ces conditions dystrophiques évidentes ont certainement facilité la rupture tendineuse.

L'accident est arrivé le 12 février 1902. Au cours d'une promenade, M. A.... voulut traverser un de ces fossés profonds, spéciaux au pays segréen. Il venait de poser le pied gauche sur le haut du talus, le pied droit s'appuyant par sa pointe sur la pente du talus et supportant donc presque tout le poids du corps. Tout à coup, sans qu'un effort brusque eût été fait, au moment où le promeneur voulut s'élever sur la pointe du pied droit et permettre ainsi à sa jambe gauche de s'étendre complètement, il sentit une douleur vive au niveau du tendon d'Achille droit et entendit même un bruit sec. Au même moment il s'écroulait dans le fossé. On fut obligé de le rapporter chez lui. Il resta au lit pendant un mois, la jambe dans une gouttière; on lui mit des compresses résolutives et on lui fit quelques séances de massage. Quand, au bout de ce temps, il voulut se lever, il fut dans l'incapacité absolue de s'appuyer sur le pied droit et la marche ne fut permise qu'avec des béquilles axillaires. On espérait, avec du massage et des mouvements progressivement étendus, arriver à la guérison. Il n'en fut rien, et deux mois après l'accident l'impotence persistait complète.

Au moment de mon examen, le 20 avril, on peut constater nettement les faits suivants : La jambe droite est légèrement enflée et variqueuse, ainsi que le pied.

Comme mouvements spontanés, l'extension du pied sur la jambe est impossible, la flexion est possible mais s'arrête vite à cause de la douleur. Lorsqu'on examine la face postérieure du tendon d'Achille, on voit un léger creux. Mais à la palpation on sent à cet endroit une dépression profonde, où le pouce entre facilement à plat. Lorsque le pied est placé dans la flexion, la dépression augmente. Il en est de même quand on commande au malade d'étendre le pied et par conséquent de contracter le triceps sural.

La dépression est située à un centimètre au-dessus du calcanéum. Elle est nettement limitée en haut et en bas par les bouts du tendon d'Achille qui semblent totalement indépendants l'un de l'autre.

Le muscle triceps sural est manifestement atrophié et la jambe malade mesure deux centimètres de moins que la saine, bien qu'elle soit légèrement œdématiée.

La date déjà éloignée de l'accident, la tendance nulle vers l'amélioration, l'impotence absolue du malade me décident à laisser de côté les moyens thérapeutiques qui ont échoué et à pratiquer la suture des deux bouts tendineux.

L'intervention à lieu le 22 avril, à la cocaïne. Une incision verticale de 10 centimètre est pratiquée sur la face postérieure du tendon d'Achille.

Après avoir traversé la peau et le tissu cellulaire, on tombe sur des débris aponévrotiques qui représentent la gaîne déchirée. Au milieu de ces lames déchiquetées, des caillots fibrineux persistent encore. En bas, le bout inférieur du tendon se trouve aisément ; il est renflé en massue et long de deux centimètres environ. Il paraît dur, quoique infiltré. Le bout supérieur est distant d'au moins deux travers de doigt quand le pied est à angle droit sur la jambe.

Il est irrégulier et déchiqueté, mais paraît en bon état à quelques millimètres au-dessus de la section. Je le sépare de sa gaîne et le libère dans une étendue de 3 à 4 centimètres.

J'abrase alors la surface libre du bout inférieur et je régularise le bout supérieur en sectionnant toutes ses franges déchirées.

Trois fils de soie antéropostérieurs sont passés dans les deux bouts tendineux. Avant de les serrer, je fais placer le pied en extension exagérée et le serrement des fils ramène assez facilement les deux extrémités en contact. Sur les bords du tendon, je puis placer deux sutures plus superficielles qui comprennent aussi les fragments de la gaîne aponévrotique que j'ai pu ramasser latéralement. En effet, s'il m'est possible de refermer complètement la gaîne en haut, je ne puis, en bas, que ramener ses débris sur les côtes du tendon. Je renforce ainsi ma suture tendineuse, en la solidarisant ici avec la suture aponévrotique. La peau est refermée au crin de Florence sans drainage.

Le pied est maintenu dans l'extension au moyen d'un appareil plâtré.

Les suites opératoires furent des plus simples.

Le premier pansement fut fait le 29 avril. La gouttière plâtrée est enlevée et le pied maintenu à la main dans l'extension. Les fils sont coupés et, comme il y a un peu de gonflement de la région (sans fièvre), j'ouvre avec la pointe du ciseau l'intervalle de deux fils : il s'écoule de la sérosité rougeâtre. Je place une petite mèche et remets le pied pansé dans son ancienne gouttière.

Après trois pansements, l'écoulement s'arrête et le malade quitte la maison de santé, le 8 mai, guéri opératoirement. Il peut imprimer à son pied tous les mouvements, mais la flexion est douloureuse et limitée. Il ne pourrait évidemment s'appuyer sur la pointe du pied et supporter ainsi le poids du corps. Je ne tente pas, du reste, cette expérience que je juge inutile et même dangereuse. On sent partout la continuité du tendon. Cela me suffit : les mouvements reviendront par le massage et surtout par la marche quand celle-ci sera jugée inoffensive. Pendant dix jours, le malade marche tous les jours avec des béquilles axillaires, en essayant pour ainsi dire son pied, qui reste bandé solidement. Tous les soirs, œdème prononcé. A partir du 15 mai, marche avec deux bâtons; marche avec un seul bâton à partir du 25 mai.

Depuis sa sortie de ma clinique, le malade s'est massé lui-même. Mais il est évident qu'un massage bien fait lui eût rendu plus vite la totalité de ses mouvements.

Revu le 15 juin, M. A... marche sans boiterie apparente mais il est encore gêné le soir par l'œdème qui reparaît.

En août, il est tout à fait bien, monte les escaliers sans fatigue et se tient sur la pointe du pied.

Observation II

Rupture du tendon sus-rotulien — Suture immédiate Guérison

M. C., 43 ans, propriétaire à Savennières.

N'a jamais eu de maladie grave, ni de rhumatisme jusqu'à l'âge de 37 ans. A cette époque il fut obligé de garder le lit un mois, par suite d'une double arthrite du genou, qui guérit par l'usage du salicylate de soude. Il n'a jamais eu de traumatisme des membres. C'est un homme très vigoureux, très gros, pesant 110 kilog.; grand mangeur et grand buveur, il absorbe quatre litres de vin par jour. Il a déjà eu quelques manifestations hépatiques : urticaire à répétition, saignements hémorrhoïdaires, épistaxis, teinte subictérique.

Le 17 mai 1902, à une heure du soir, M. C. entre dans une petite chambre dont le plancher était peu solide. Une planche cède sous le pied gauche qui s'enfonce dans le vide, suivi de la jambe. Le malade se trouve porté sur la fesse gauche. Pendant cette descente, la jambe droite s'est pliée au maximum, tout en portant un instant le poids du corps entier, et s'est relâchée, le talon rasant le plancher.

Le blessé est relevé aussitôt et soutenu. Il ne ressent de douleur vive qu'au niveau de la fesse gauche, mais, au moment où il essaie de soulever le genou droit, il éprouve une souffrance aiguë.

On le couche, la jambe étendue, et la douleur cesse. En portant la main au-dessus de la rotule, le malade constate une dépression large, dit-il, de trois doigts. Le Dr Morin vint immédiatement après l'accident et diagnostiqua une rupture du tendon quadricipital. Il me fit appeler aussitôt et, à cinq heures du soir, je pouvais examiner le malade et confirmer le diagnostic de mon confrère.

M. C., étendu dans son lit, ne souffre pas. Son membre inférieur droit est allongé et des compresses froides s'étalent sur le genou qui est déjà fortement gonflé. Le gonflement s'est produit sous les yeux de mon confrère et masque un peu la déformation. On peut néanmoins voir et palper cette dernière. A la vue, le genou droit, très augmenté de volume, présente une encoche au-dessus de la rotule; l'encoche est limitée, en haut, par une masse tremblotante et agitée de secousses continues, en un mot, par le muscle rompu et remonté.

La main entre dans la dépression et constate que celle-ci s'élargit quand on commande au malade de contracter son quadriceps. Je n'insiste pas sur cet examen assez douloureux.

L'impotence est complète : le malade ne peut soulever le talon du lit. Dans les contractions qu'il fait pour pratiquer ce mouvement, la rotule ne remue pas et semble tout à fait indépendante de son muscle.

Ces symptômes étaient des plus nets quand le Dr Morin vit le malade. On peut encore les constater à 5 heures. A mesure que le gonflement augmente, il envahit la cuisse et la jambe et rend l'examen moins précis.

Je fais donner un lavement purgatif au malade et, le lendemain matin, on le transporte à ma clinique, pour y être opéré de suite.

Intervention le 18 mai. Je pratique une cervilignc-incision de la peau — incision dont la convexité touche le bord supérieur de la rotule et dont les bords remontent sur les côtés de la cuisse. — Un véritable lambeau cutané supérieur est disséqué, en bas la peau est séparée de la rotule. Au-dessous du tissu cellulaire infiltré de sang on trouve une toile mince, contenant des caillots. Cette toile déchiquetée est l'aponévrose de recouvrement du quadriceps. Après l'avoir coupée en long le plus régulièrement possible, je tombe sur des caillots que j'enlève. A leur place restent des filaments saignants qui sont peut-être des franges synoviales. En bas de la plaie, l'articulation du genou s'ouvre largement et on peut introduire trois doigts sous la rotule. On retire quelques caillots. En haut, sous les lambeaux d'aponévrose, on retrouve le tendon qui descend sous la traction des pinces de Kocher. Il est bien difficile de reconnaître dans ces tissus infiltrés les lésions exactes du crural et des vastes. On voit néanmoins que la déchirure du tendon se prolonge sur le corps charnu du vaste interne. Au niveau du bord supérieur de la rotule il existe un reste insignifiant de tendon, sous la forme de quelques fibrilles qui ne pourraient supporter aucune suture. Pour mieux dénuder la rotule, je pratique sur sa face antérieure une incision verticale.

Je place alors trois fils de soie perforant la rotule et le tendon du quadriceps. Celui-ci est ainsi fixé en bonne place. Je régularise l'insertion en suturant avec de la soie fine les plans antérieurs du tendon aux plans aponévrotiques prérotuliens. Quelques fils de soie referment au-devant du tendon l'aponévrose crurale. La peau est suturée au crin de Florence. Pas de drainage. J'avais apporté tous mes soins à faire une hémostase complète et je pensais l'avoir assez réalisée pour éviter le drainage. Pansement ouaté et mise en gouttière.

Suites opératoires. — M. C... a été très malade du chloroforme. Pendant trois jours il a eu des vomissements et des nausées et n'a pu prendre qu'un peu d'eau glacée. Pouls de 80° à 90°. Température de 37°,5 à 38° le soir. Pas de douleurs dans le genou, mais soubresauts musculaires continuels dans la cuisse. Parfois, l'une de ces contractions détermine un peu de tiraillement du genou.

Le 22 mai, au quatrième jour, M. C... est atteint d'un

ictère foncé avec coloration intense des urines et décoloration légère des selles. État nauséeux, 38°,2 le soir. Calomel à la dose de 0 gr. 60 et lavements froids.

L'état nauséeux persiste encore deux ou trois jours en diminuant : la température vespérale est de 37°,7 le 23 mai, de 37°,5 le 24 mai, de 36°9 le 25 mai.

Le 26, les fils sont enlevés; la plaie a bon aspect. La température vespérale est de 37° et se maintient telle jusqu'au 29 mai. Ce jour-là mouvement fébrile, 38°, et un peu de douleur au niveau du genou. Le 30, le genou est un peu rouge à la partie externe de la cicatrice et, en désunissant, je fais sortir du sang décomposé. Je place un drain très petit et pose un pansement humide. Les jours suivants, il sort en très petite quantité du pus très fluide, de la sérosité purulente, qui semble venir d'une poche sous-cutanée. Cette suppuration superficielle risque d'infecter les fils de soie. Ausssi je m'efforce, en plaçant un second petit drain en dedans, de nettoyer énergiquement la cavité sous-cutanée et d'éviter la stagnation.

Le malade sort le 7 juin avec ses deux drains. La réunion semble parfaite pour le plan ostéotendineux. Si M. C... ne peut soulever complètement le talon du lit, et je n'ose poursuivre cette expérience, il peut soulever sa jambe en partie comme on peut s'en assurer en prenant son talon dans la main et en commandant alors l'effort d'extension de la jambe sur la cuisse. On sent la jambe diminuer notablement de poids.

Le Dr Morin, qui soigne ensuite le malade, lui fait des lavages à l'eau oxygénée, et très rapidement, une quinzaine de jours environ, les tubes peuvent être enlevés sans inconvénient. Depuis, à plusieurs reprises, il s'est forme de petits abcès occasionnés par l'élimination des fils. Le Dr Morin enlevait le fil par traction et le pus cessait. Le dernier abcès se produisit en août 1902, le malade ayant déjà repris la marche depuis longtemps. Mon confrère pratique le massage, sinon au niveau de la cicatrice, du moins sur toute l'étendue du corps charnu du muscle.

Le 15 juin, le malade reste assis dans un fauteuil avec la jambe malade étendue.

Le 25, il commence à marcher avec des béquilles axillaires.

Le 10 juillet, il marche avec deux cannes et, au mois d'août, je le rencontre se promenant sur la route avec une seule canne. Il boite encore un peu, ce qui tient à à ce que la flexion de la jambe sur la cuisse est imparfaite. Il est content de son sort et sent bien qu'il s'améliore tous les jours. En octobre, il se passe de canne et, depuis, la marche est devenue de plus en plus facile : la flexion se fait totalement.

Considérations sur la prostatectomie périnéale

La prostatectomie passionne depuis quelques années l'opinion médicale française. Jusqu'en 1900, dans notre pays, elle n'avait suscité que des essais isolés et peu encourageants ; la plupart des chirurgiens s'arrêtaient pour une double raison : l'une, physiologique, qui attribuait à la prostate un rôle secondaire dans les accidents du prostatisme; l'autre, d'ordre opératoire, visait les difficultés techniques.

Cependant, en Amérique, des chirurgiens habiles enlevaient la prostate avec des résultats opératoires et thérapeutiques satisfaisants. Mes excellents amis Proust et Gosset poursuivirent alors des études cadavériques très étendues sur la technique de la prostatectomie périnéale et leur exposé, quoique dépourvu de sanction pratique, encouragea mon éminent maître Albarran à pratiquer cette opération sur le vivant. Il le fit avec un succès complet et, en 1901, à la Société d'urologie, il apportait quatorze cas de prostatectomies périnéales avec guérison. Sans vouloir préjuger des résultats ultérieurs, il faisait entrevoir, dans un langage imagé, tous les bienfaits qu'on pouvait attendre de la nouvelle opération.

Depuis lors, cette question a donné lieu à de nombreux travaux.

Peu à peu les différents points de son histoire s'éclaircissent. Sa légitimité n'est mise en doute par personne et les nombreux cas de rétablissement de la fonction vésicale après prostatectomie montrent que la prostate est, sinon le seul, du moins le plus important agent de la rétention.

En outre, plusieurs statistiques réunies témoignent que ces heureux résultats ne sont point ternis par une mortalité trop grande. Aussi voyons-nous certains chirurgiens pénétrés d'admiration pour leur nouvelle conquête et persuadés qu'à elle seule elle remplace tous les anciens traitements.

Il ne faut pas, croyons-nous, se laisser aller à trop d'enthousiasme; la prostatectomie doit être réservée à des cas spéciaux, dont le nombre, assez limité aujourd'hui, pourra peut-être s'accroître avec les progrès de la technique et l'amélioration des suites opératoires.

Aujourd'hui donc, la question est de savoir, non plus si la prostatectomie est légitime; mais 1° dans quels cas on doit la proposer et 2° si certains perfectionnements apportés dans la technique ne rendront pas l'opération beaucoup plus simple et plus bénigne encore et si, de ce fait, les indications n'en seront pas multipliées.

La question des indications doit se résoudre par comparaison. La prostatectomie, indépendamment de ses résultats encourageants, est-elle suffisamment bénigne, dépourvue de complications opératoires, simple dans ses suites pour qu'on puisse y recourir dès que le sondage présente quelque difficultés? Nous ne le pensons pas. Pour chercher à préciser les cas où l'intervention est le plus justifiée, il faut étudier les résultats opératoires et thérapeutiques.

Résultats opératoires. — Gravité opératoire. Cette gravité n'est certes pas considérable : Albarran n'a perdu que 2 malades sur 57; Pauchet 1 sur 21; Legueu 2 sur 21; Hérescο, de Bucarest, a eu 3 morts sur 19; Loumeau, 1 sur 8; Reynès, 1 sur 4; Rafin, 1 sur 19.

Ces résultats sont encourageants, quand on songe que la prostatectomie s'adresse à des vieillards souvent infectés. Mais tous les opérateurs n'ont pas été aussi heureux; dernièrement Pousson comptait 4 décès sur 21 opérations. Pour ma part, après avoir guéri mes deux premiers malades, j'en ai perdu un troisième, resté fistuleux jusqu'à la fin, cinq mois après l'opération. Les chiffres en eux-mêmes ne signifient pas grand'chose d'ailleurs et je crois que la statistique est d'autant plus sombre qu'on a tendance à réserver l'intervention aux cas très inquiétants. Un fait demeure certain pour qui a pratiqué l'opération ; c'est qu'elle n'est point très difficile et que sa gravité ne saurait être bien grande chez des sujets encore résistants. Malheureusement des incidents ou des accidents opératoires viennent compliquer les suites immédiates, retarder la guérison et, ce faisant, permettent l'éclosion de complications parfois tardives. Je ne parlerai pas de l'*hémorragie*, qui vraiment est peu inquiétante et parfois même nulle. Je signalerai la *section des canaux éjaculateurs*, qui accompagne presque forcément toute prostatectomie[1] ; sans doute l'avenir génital du malade se trouve ainsi compromis, mais je ne crois pas que cette considération soit souvent de nature à arrêter nos vieillards : ceux que j'ai opérés et un grand nombre d'autres prostatiques que j'ai interrogés à ce sujet m'ont avoué la perte de leur appétence génitale ; d'ailleurs, un certain nombre d'observations témoignent du retour, sinon des éjaculations, du moins des érections.

La blessure du rectum n'a pu être évitée dans tous les cas. Quelques chirurgiens ont pu, avec succès, la suturer immédiatement ; d'autres ont eu des fistules assez persistantes. Neanmoins, je ne crois pas que ce soit là un incident bien grave, la paroi rectale pouvant être attirée et suturée avec une grande facilité. D'ailleurs Jaboulay a érigé cette blessure en méthode, puisqu'il aborde la prostate par la voie transano-rectale.

La vessie peut elle-même être ouverte dans la poursuite des lobes trop invaginés dans la cavité vésicale. Mais la vessie peut se suturer bien qu'assez malaisément ; chez mon

[1] Dernièrement, Young a proposé un procédé d'énucléation ménageant une languette médiane de tissu prostatique rétro-urétral et respectant ainsi les canaux éjaculateurs.

second malade je n'eus pas de grand ennuis, bien qu'il eût eu la base de la vessie fendue.

Le principal inconvénient de la prostatectomie périnéale, c'est *la blessure volontaire, ou non, de l'urèthre;* c'est la fistule urinaire périnéale qui lui succède et qui persiste souvent très longtemps. C'est la complication qui m'a le plus ennuyé. Chez mes trois malades, en effet, la fistule a persisté longtemps, chez les deux premiers elle n'a pas empêché la guérison; chez le troisième, elle a entraîné la mort, quoique d'une façon indirecte, en immobilisant trop le malade, en nécessitant la sonde, à demeure prolongée, avec la menace des infections qui en sont la suite fréquente[1].

Il faut aussi signaler la fréquence des *orchites* après la prostatectomie. Cette complication est plus douloureuse que grave. Mais, quand elle suppure, elle peut devenir très gênante; peut-être même peut-elle occasionner des abcès récidivants de la région périnéale et rouvrir ainsi plusieurs fois des plaies opératoires paraissant définitivement guéries.

Une fois le malade guéri de son opération, deux complications sont à craindre; l'une immédiate, c'est l'*incontinence* assez souvent notée dans les observations, mais disparaissant ordinairement vite; l'autre, plus tardive, c'est le *rétrécissement progressif de l'urèthre* blessé. Mais jusqu'ici cette crainte est plutôt théorique; les opérés admettent, en effet, presque tous, le passage des béniqués.

Mes deux opérés vivants, laissent pénétrer facilement le béniqué 45. Ni l'un ni l'autre n'a eu d'incontinence.

Passons maintenant aux *résultats thérapeutiques.* Ces résultats sont vraiment excellents. Albarran, qui a des malades opérés depuis 3 ans 1/2, se montre aussi satisfait

[1] Ces fistules sont très souvent signalées dans les observations des chirurgiens qui ont le plus fait de prostatectomies. Albarran a eu un malade fistuleux six mois, avec quatre réouvertures spontanées de la plaie guérie. Reynès a eu une fistule de douze mois. Loumeau en a eu deux intéressant à la fois l'urètre et le rectum.

des suites éloignées que des suites immédiates. « Sur mes cinquante-cinq opérés guéris, dit-il, il n'en est que trois chez lesquels le résultat opératoire n'ait pas été complet au point de vue de l'évacuation ». A ce point de vue d'ailleurs, il faut diviser les prostatiques en rétentionnistes aigus et chroniques, ces derniers se divisant en complets et incomplets.

Les rétentionnistes aigus fournissent d'excellents résultats, lorsque la prostatectomie n'a pas été précédée de manœuvres destinées à l'éviter et qu'on ne la fait pas pour ainsi dire *in extremis*. Les rétentionnistes chroniques complets, c'est-à-dire qui ne peuvent uriner sans sonde, sont guéris d'une façon merveilleuse. Ils vident leur vessie sans résidu, ou avec un résidu de quelques grammes.

Les rétentionnistes chroniques incomplets sont peut-être les moins améliorés. Beaucoup gardent un résidu, mais presque tous cependant le voient diminuer et sont soulagés d'une façon notable par l'opération. Mon malade de l'observation I a vu tomber son résidu de 300 à 50 grammes et est tout à fait content.

Tels sont les résultats thérapeutiques; ils sont évidemment des plus engageants; mais nous ne devons pas perdre de vue qu'ils ont été obtenus souvent après une longue série de soins et nous devons nous demander s'il n'y a pas à apporter quelques améliorations à l'intervention.

Notre expérience ne nous permet pas de nous prononcer sur ces améliorations mêmes, mais nous pensons qu'il sera possible un jour d'enlever régulièrement et méthodiquement la prostate sans ouvrir le canal de l'urèthre. Nous pensons aussi, dans le même ordre d'idées, qu'il ne faut point s'acharner à enlever toute la prostate, car c'est en voulant libérer d'une façon plus parfaite le canal et la vessie qu'on est exposé à les blesser. Dans mon dernier cas, j'eusse obtenu, j'en suis convaincu, un résultat thérapeutique et opératoire excellent si je n'avais poursuivi avec tant de ténacité un idéal anatomique.

Enfin, nous pouvons espérer que la voie sus-pubienne, si ardemment défendue et si brillamment employée à Londres par Freyer, nous permettra d'attaquer certaines prostates en ménageant les canaux éjaculateurs. Ce ne serait pas d'ailleurs le seul avantage de la voie haute; elle permettrait bien mieux, dans les cas de calcul, surtout de calculs gros et durs, d'enlever le corps étranger en même temps que la prostate.

En attendant que ces desiderata ne soient accomplis, à quels cas appliquerons-nous la prostatectomie?

Tout d'abord, cette opération peut-elle être employée comme *préventive*, non pas de l'affection déjà existante, mais des accidents que celle-ci peut entraîner? Non, bien certainement, d'une façon générale; mais précisons.

Voici un malade, ou plutôt un homme de 50 à 55 ans qui urine une ou deux fois par nuit et qui n'éprouve plus la même facilité de mixtion qu'à 20 ans; il craint d'avoir une maladie de vessie; on le sonde, on ne trouve pas de résidu ou 15 à 20 grammes de liquide à peine; le toucher rectal montre une prostate déjà grosse, parfois même considérable; faut-il proposer une opération à cet homme dont l'affection a une marche si souvent progressive? Non, certes, ce malade peut encore avoir une vie génitale importante. La maladie prostatique a de grandes chances sans doute de marcher vers l'aggravation, mais cela n'est pas certain et elle peut rester stationnaire de longues années; il sera toujours temps d'intervenir si les accidents de rétention se déclarent[1].

Mais voici maintenant le même malade à la première

[1] Je sais bien que les examens histologiques montrent qu'un certain nombre de prostates hypertrophiées, paraissant bonnes, sont de nature cancéreuse. Mais cet argument ne me rendrait pas plus interventionniste à outrance. Car la prostatectomie me paraît impuissante contre le cancer, même au début.

période chez lequel nous trouvons, en plus de la prostate, un calcul vésical. N'est-il pas tentant alors d'essayer, par la même opération, de le guérir de son calcul et d'enlever la prostate hypertrophiée, traitant ainsi le présent et l'avenir, luttant d'avance contre la marche envahissante de l'hypertrophie et contre les futurs dépôts calculeux qui n'auront plus de loge pour s'agglomérer?

Dans ce cas, sans doute, la prostatectomie complémentaire d'une taille périnéale peut être indiquée, mais j'avoue, pour ma part, qu'elle ne me séduirait pas. Je sais bien que, parfois, la rétention apparaît après l'ablation du calcul, mais ce n'est cependant pas la règle. Et mes préférences, dans ces cas, vont à la lithotritie rapide, voire même à la taille sus-pubienne avec suture immédiate. J'ai guéri ainsi un certain nombre de malades d'une façon simple et rapide, et ils ne sont pas devenus rétentionnistes.

Passons maintenant aux *prostatiques rétentionnistes.*

Je serai bref sur ce point, car tous les chirurgiens paraissent aujourd'hui à peu près d'accord.

Les *rétentionnistes aigus* sont parfaitement guéris par la prostatectomie, mais tous les moyens, en particulier le sondage méthodique, produisent le même résultat à bien moins de frais. Il faudra donc continuer, pendant plusieurs semaines et même plusieurs mois, le cathétérisme, avant de proposer une opération, et on verra ainsi les indications opératoires se restreindre singulièrement chez cette variété de prostatiques. Toutefois, il peut arriver que le cathétérisme devienne progressivement difficile et même impossible, soit à cause de la prostate même, soit à cause des hémorragies. L'opération sera alors nécessaire et bienfaisante. Il se peut aussi que, chez le malade primitivement aseptique, les urines s'infectent d'abord légèrement, puis de plus en plus, malgré les meilleurs moyens de traitement. Là encore, il y a tout intérêt à ne pas retarder l'opération.

Les rétentionnistes chroniques complets forment le contingent idéal destiné à la prostatectomie. Elle supprime véritablement chez eux une infirmité assujettissante et leur rend la mixtion des beaux jours. Et là encore, cependant, on ne peut proposer l'intervention d'une façon systématique. Combien de gens se sondent sans trop d'ennuis et sans trop d'accidents depuis de longues années.

Je soigne de nombreux vieillards de 70 à plus de 80 ans qui se sondent depuis 10, 15 et 20 ans. Ils ont bien un peu d'infection, mais ils supportent leur pus allègrement. A ces prostatiques, pour qui la sonde est une seconde nature, il n'y a vraiment que peu d'intérêt à proposer l'opération. La plupart sont obèses, très gros ; l'intervention ne serait peut-être pas sans danger. Je ne me croirais pas en tout cas autorisé à la leur proposer comme absolument bénigne. Toutefois, dans le plus grand nombre de cas, le malade aura intérêt, dès les premiers mois de sa rétention, à se faire enlever la prostate.

Il faut donc lui conseiller nettement l'intervention et être naturellement d'autant plus pressant que le sondage sera moins facile, moins bien supporté, qu'il y aura de l'infection vésicale ou encore une complication, comme un calcul nécessitant par elle-même une intervention chirurgicale.

L'état social doit avoir d'ailleurs dans nos déterminations une très grande importance. L'ouvrier, l'homme qui vit de son travail, celui qui ne peut être dérangé d'occupations importantes par la nécessité d'un sondage, celui surtout qui par son infériorité sociale n'a ni l'éducation, ni l'entourage, ni en un mot les moyens d'assurer l'asepsie, tous ceux-là sont justiciables de la prostatectomie, tous ils peuvent se féliciter aujourd'hui d'avoir un puissant moyen de lutter contre la mort.

Bien que parfois le besogneux des champs, traînant sa sonde dans sa blouse ou son gilet, parvienne à déjouer l'infection ou la supporte sans trop s'en plaindre, on peut dire que, dans l'état actuel de la chirurgie, le « catheter life » est un moyen réservé aux riches.

Les rétentionnistes chroniques incomplets donnent certainement de moins bons résultats; mais, pour peu que le résidu soit abondant, que les troubles fonctionnels soient importants, que le sondage soit nécessaire une ou deux fois par jour, qu'il y ait de l'infection vésicale ou un calcul, l'intervention sera indiquée. Mais, dans cette variété, beaucoup de malades restent longtemps avec un résidu minime de 40 ou 50 gr. sans s'infecter. A ceux-là il ne faut pas toucher, ni par l'opération, ni même, croyons-nous par la sonde.

En résumé, nous admettrions volontiers que, en dehors des maladies générales ou locales qui contre-indiquent toute opération (la vieillesse à partir de 75 ans me paraît assimilable à une maladie générale), la prostatectomie est indiquée toutes les fois que le cathétérisme est trop difficile ou dangereux, ou qu'il est totalement imposible. Dans ce dernier cas, il y aurait un parallèle à établir entre la cystostomie sus-pubienne et la prostatectomie d'urgence. C'est un sujet que nous aborderons prochainement.

OBSERVATION I. — M. C., 63 ans, demeurant à Baracé (Maine-et-Loire).

Antécédents. — Fièvre typhoïde à l'âge de 15 ans. Bronchites fréquentes dans le jeune âge. Pas de maladies vénériennes; à l'âge de 30 ans, iritis double attribuée au rhumatisme. A la suite d'une intervention sur l'œil gauche, il perd complètement cet œil. L'œil droit est atteint 7 ou 8 ans plus tard d'une cataracte, à la suite de laquelle le malade est devenu presque aveugle.

M. C., s'est marié à 27 ans, a eu 4 enfants, dont 2 sont morts, l'un en bas âge, l'autre à 8 ans de méningite.

Névralgie sciatique à 50 ans, qui nécessite un repos de 1 mois.

Malade arthritique.

Maladie prostatique actuelle. — Les troubles vésicaux ont débuté ou tout au moins se sont accentués à la fin de 1901. Depuis longtemps (sans que le malade puisse préciser) il était obligé de se lever une ou deux fois la nuit. Au mois de septembre 1901, pendant les vendanges, le malade se fatigue beaucoup et commence à uriner souvent, plusieurs fois par heure à certains moments. Les envies sont impérieuses. Pendant la nuit, au moins 5 ou 6 mictions rendent le sommeil difficile et peu reposant. Il n'y a pas de douleurs à proprement parler. Chaque miction ramène peu d'urine et le malade n'éprouve pas de vrai soulagement quand il a fini d'uriner.

A la même époque, apparaissent des hémorrhoïdes.

État stationnaire jusqu'au mois de février 1902 où le malade vient à la clinique Saint-Louis suivre un traitement.

Le cathétérisme montre une traversée prostatique augmentée de longueur et un résidu vésical de 350 grammes.

L'urine, non purulente, sent très mauvais.

La prostate est grosse, dure, saillante au toucher rectal.

M. C. reste à la clinique pour apprendre le sondage, ou mieux, pour que sa femme puisse apprendre à le sonder, car lui-même est incapable de se soigner dans l'état de cécité presque complet où il se trouve.

Malgré les sondages bi-quotidiens, le résidu reste toujours élevé à 300, 350 gr. A ce moment survient un hoquet persistant qui, pendant huit jours, empêche le malade de dormir et de s'alimenter. Malgré tous les traitements imaginés, bromure, chloral, éther, morphine, eau chloroformée, pulvérisations de chlorure d'éthyle, le hoquet continue et amène un état général lamentable. Il ne cède qu'à un purgatif salin énergique. Le malade rentre chez lui très amaigri et sa femme le sonde deux fois par jour jusqu'en septembre 1902.

Malgré toute sa propreté, elle n'a pu éviter un léger degré

d'infection vésicale. La vessie n'a nullement retrouvé sa contractilité et le résidu qui, pendant quelques jours, s'était abaissé à 100 gr., est remonté à des chiffres de 300, 350 gr., c'est-à-dire au même point qu'au début du traitement.

Les mictions sont aussi fréquentes et troublent profondément le sommeil.

Le malade vient à ma clinique pour subir la prostatectomie.

Intervention le 15 septembre 1902.

Je suis exactement la technique de Proust-Gosset, que j'ai vu employer par mon maître Albarran.

Incision courbe biischiatique, décollement du rectum jusqu'à ce que toute la face postérieure de la prostate soit accessible.

Incision médiane de la capsule prostatique et décollement de la prostate.

Boutonnière urétrale et ablation par morcellement de la prostate attirée par des pinces et refoulée par le doigt urétral.

La capsule est réséquée dans ses lambeaux flottants.

La fente urétrale est rétrécie par deux points au catgut.

Un drain vésical périnéal est fixé à la lèvre antérieure de l'incision.

La plaie périnéale est rétrécie latéralement et bourrée à la gaze aseptique.

L'opération, peu sanglante, a duré une heure.

Poids de la prostate : 50 grammes.

Suites opératoires. — Le malade supporte très bien l'opération.

Le drain périnéal fonctionne bien et entraîne hors du pansement la presque totalité des urines qui, légèrement purulentes avant l'opération, deviennent complètement claires dès le troisième jour.

La température est bonne et n'a jamais dépassé 37°,2 jusqu'au quatorzième jour.

Les pansements sont changés tous les jours et la plaie lavée à l'eau oxygénée.

Le tube périnéal est enlevé le huitième jour et une sonde à demeure est mise assez facilement.

Le 1er octobre, orchite droite avec température de 39°, frissons, diarrhée. La sonde est changée et remise avec beaucoup de difficulté. L'état s'améliore, la fièvre tombe à 37°,5, pour remonter à 39° le 8 octobre. C'est une orchite gauche.

La sonde est enlevée, mais ne peut être remise.

Le malade urine d'ailleurs par l'urètre et perd très peu d'urine par le périnée.

Le 10 octobre, cathétérisme avec une sonde métallique à grande courbure.

Lavage de vessie.

Le 12, on passe une sonde-béquille.

Le 14, une sonde de Nélaton n° 18.

A partir de ce moment, lavages quotidiens de la vessie, qui est peu infectée et qui se vide presque complètement.

Le malade se lève à partir du 13 et descend chaque jour au jardin.

La plaie du périnée se referme graduellement et, quand le malade part le 23 octobre, elle est réduite à un petit pertuis par lequel il vient *peut-être* un peu d'urine.

Le résidu vésical est de 20 à 25 grammes.

Le malade urine toutes les 3 heures environ, le jour comme la nuit.

Pendant un mois, sa femme continua les pansements, très simples d'ailleurs, avec une petite mèche périnéale. La petite plaie persistait néanmoins et, parfois, il en sortait de l'urine au moment des mictions, en petite quantité, mais suffisamment pour incommoder le malade.

Le 20 novembre, après un curetage du trajet, je place 2 fils profonds embrassant toute la profondeur des tissus.

Sonde à demeure pendant 10 jours. Ablation des fils.

M. C., est depuis lors guéri complètement. A été revu plusieurs fois dont la dernière en avril 1904.

L'état général est excellent. Les mictions sont restées un peu fréquentes, toutes les 3 heures environ : un résidu de 40 à 50 gr. a été constaté à plusieurs reprises.

Observation II. — M. L., 62 ans, de Brain-sur-l'Authion, jamais de maladies graves, ni de maladies vénériennes.

Depuis plusieurs années, le malade ne peut préciser exactement, les mictions se répètent plusieurs fois la nuit et deviennent moins faciles. De temps en temps, il se croit atteint de rétention et reste quelques heures sans pouvoir pisser malgré ses efforts : tout se rétablit sans sondage. Depuis six mois, les troubles urinaires ont augmenté notablement. Malgré ses efforts, le malade ne peut satisfaire entièrement son besoin d'uriner et l'urine ne vient que goutte à goutte. Les besoins se renouvellent 4 ou 5 fois par heure.

La nuit, le malade perd ses urines et cette incontinence ne rend nullement les besoins moins fréquents.

Très souvent faux besoin d'aller à la selle, sensation de pesanteur dans le fondement.

Depuis quelque temps, le malade, qui n'a jamais été sondé, présente des frissons, un malaise général, perd l'appétit ; il urine toutes les cinq minutes depuis quelques jours et il souffre de besoins constants. Il vient trouver le 1er mai M. le Pr Jagot, qui, après examen, le sonde prudemment mais avec difficulté. Le cathétérisme produit une légère hémorragie. Mon excellent confrère et ami m'envoie alors M. L. Je renouvelle le sondage et retire 1 litre 1/2 d'urine fortement ammoniacale.

Le sondage est difficile et je laisse la sonde à demeure.

La prostate est grosse et bombe fortement dans le rectum, après évacution de la vessie.

Au bout de 2 jours, j'enlève la sonde à demeure et la

rétention s'installe de nouveau avec les douleurs et les besoins incessants.

J'essaie alors de sonder le malade plusieurs fois par jour ; mais le cathétérisme est très difficile et je suis obligé de laisser la sonde à demeure. M. L. est très impatient et repart chez lui au bout de 8 jours, malgré tous mes avertissements.

On le ramène 10 jours après, absolument méconnaissable. Il a considérablement maigri, en proie chaque jour à des douleurs très vives et à une fièvre intense, n'urinant que par regorgement.

A son arrivée à Saint-Louis, il a 40° de température, le ventre distendu, les membres inférieurs le scrotum et la paroi abdominale fortement œdématiés. Le malade a du subdélire continu ; mais à certains moments il s'agite violemment et ne reconnaît plus ceux qui l'entourent.

On lui met une sonde à demeure et on évacue lentement et aseptiquement la vessie, très distendue par de l'urine purulente : salol et quinine à l'intérieur.

Les symptômes s'amendent en quelques jours. La température baisse et en quatre jours est revenue à 37° ; l'état psychique s'améliore. Le ventre, qui était resté distendu, malgré l'évacuation vésicale, devient plus souple. Le 2 juin, l'état général est devenu satisfaisant, mais la rétention est toujours complète, le cathétérisme très difficile et, devant l'impossibilité de dresser suffisamment le malade ou de lui donner un infirmier, je propose la prostatectomie, qui est acceptée.

Intervention le 6 juin 1903.

Incision courbe biischiatique.

Prostatectomie par morcellement, après ouverture médiane de l'urètre.

En poursuivant trop par le dehors une portion prostatique développée vers la vessie, j'ouvre involontairement la cavité vésicale et je profite de cette ouverture pour enlever le lobe intra-vésical (qu'il eût mieux valu, évidemment, amener par le canal urétral). Ceci fait, je me trouve en face d'une vraie brèche, que je referme au catgut avec difficulté.

Cette complication, ennuyeuse d'ailleurs, fut la seule, l'opération s'étant effectuée tout entière, avec quelques pinces, sans une ligature de vaisseaux.

Drainage périnéal avec un tube nº 20.

L'opération a duré 1 h. 05 minutes, dont vingt minutes, au moins, pour boucher la brèche vésicale.

La prostate pèse 50 grammes.

Suites opératoires des plus simples, au point de vue des symptômes alarmants, au point de vue de la gravité opératoire; des plus compliquées, au contraire, par la difficulté des soins.

Tout alla bien pendant les six jours que le tube périnéal fut laissé en place. La température ne dépasse pas 37° 5.

Mais alors la sonde à demeure, placée très difficilement, ne fonctionna qu'à demi, l'urine passant abondamment par le périnée, peut-être à la faveur de la blessure vésicale.

Aux changements de sonde, tous les trois jours, il y avait toujours une énorme difficulté à la remettre.

Le 20 juin, l'écoulement périnéal diminue et le malade éprouve des besoins d'uriner inconnus depuis l'opération.

Le 25 juin, la vessie peut garder 40 grammes d'urine, sans qu'il en sorte par le périnée. J'en conclus que la plaie vésicale est fermée.

Le 30 juin, la vessie contient 75 grammes, sans issue par le périnée.

Le 1er juillet, le malade est laissé sans sonde. Il perd toutes ses urines, d'une façon presque continue, par le périnée. Il n'a pas, à proprement parler, de mictions.

Le 2 juillet, la sonde est remise, la plaie périnéale est très diminuée de largeur, mais très profonde. Les bourgeons sont peu vivaces.

Le 6 juillet, orchite droite, avec faibles accidents généraux.

Le 20 juillet, le malade part avec une sonde à demeure en gomme très souple.

Il part, malgré mes conseils. La plaie périnéale a fait de grands progrès et la fistule urinaire diminue notablement.

Le malade, urinant sans sonde, chasse la presque totalité des urines par le canal de l'urètre. Il en perd cependant assez, par le périnée, pour qu'il soit nécessaire de bien panser la fistule afin de l'amener à guérison.

Le 1er août, sonde de Pezzer. Le malade vient, de mauvais gré, se la faire changer, tous les huit jours, jusqu'au 2 novembre.

A cette époque, je curette la fistule, j'avive les bords et je fais deux points à la soie, embrassant approximativement toute l'épaisseur des tissus allant jusqu'à l'urètre.

J'enlève les fils le 10 novembre et la sonde le 15 suivant.

Le malade urine toutes les heures et vide complètement sa vessie.

Le 2 décembre, il revient, perdant quelques gouttes d'urine par son périnée.

Je remets la sonde à demeure jusqu'au 28 du même mois. Tout paraît cicatrisé, à ce moment, et le malade s'en va vidant parfaitement sa vessie toutes les deux heures environ.

Son orchite droite a suppuré et j'ai ouvert l'abcès le 8 août.

La suppuration du testicule persiste encore à la fin de décembre et, depuis quelques mois, je propose en vain au malade d'enlever l'organe malade qui, d'après moi, doit jouer un rôle dans la persistance de la fistule.

Du 28 décembre 1903 au 20 mars 1904, M. L. se trouve bien, recommence à travailler et vient tous les quinze jours se faire passer des béniqués 45 et 46.

Le sondage est facile avec toutes les sondes.

La vessie ne garde aucun résidu.

Le 22 mars, la fistule périnéale reparaît. Elle semble avoir été précédée d'un abcès, car le malade a souffert du périnée pendant plusieurs jours et, tout d'un coup, les souffrances ont disparu en même temps que le malade constatait la fuite partielle de ses urines par la fistule.

Je pratique alors la castration du testicule suppurant.

A nouveau, sonde à demeure changée tous les huit jours.

25 avril, deux points de suture et sonde.

24 mai, la sonde est enlevée définitivement.

Le malade se trouve très bien, pisse toutes les deux heures; quelquefois, pendant la nuit, l'intervalle est de trois heures.

Observation III. — M. X., 70 ans, Angers.

A part un léger écoulement dans la jeunesse, écoulement guéri très vite, M. X. n'a jamais eu d'autre maladie que les troubles urinaires pour lesquels je suis appelé. En effet, on l'a traité pour des malaises gastriques, des essoufflements, de la polyurie avec albuminurie; mais ces symptômes dépendaient évidemment de la lésion vésico-prostatique déjà existante et méconnue.

Ces troubles remontent à l'âge de 50 ans. Déjà à cette époque, le malade éprouvait parfois de la difficulté à uriner, mais il ne s'en préoccupait pas. Depuis l'âge de 60 ans, les besoins d'uriner pendant la nuit deviennent fréquents; les symptômes se sont accentués depuis les cinq dernières années; parfois le malade ne peut uriner quand il en sent le besoin, il est obligé de marcher un peu pour pouvoir accomplir sa miction. Depuis deux ans, il perdait quelquefois quelques gouttes de sang en finissant d'uriner. Pas d'hématurie sérieuse. Il n'y a pas eu de rétention complète avant les derniers temps et le malade n'a jamais été sondé.

Dans les premiers jours de juin, M. X. fait quelques écarts de régime. Dans la nuit du 14 au 15, rétention brusque. Un confrère essaie, sans résultat, un cathétérisme, qui produit une hémorragie abondante. Appelé presque aussitôt, je parviens à passer une sonde béquille; les urines sont faiblement teintées de sang. La sonde est mise à demeure; dans la nuit, la sonde se bouche et le malade la retire; les douleurs deviennent très vives et, le lendemain matin, j'arrive avec difficulté à passer une sonde sur mandrin. J'essaie de laver la vessie, mais des caillots obstruent la sonde et je fais alors entrer M. X. à ma maison de santé, pour pouvoir le traiter méthodiquement.

Avec la grosse sonde métallique, que j'introduis non sans douleur, je pratique l'aspiration des caillots. Il en vient une grande quantité; mais l'eau du lavage finit par revenir à peu près claire. Une fois la vessie vidée, le toucher rectal trouve une prostate très grosse et moyennement dure; elle semble atteindre latéralement les parois pelviennes et je ne puis dépasser son bord supérieur. Je place une sonde à demeure et je fais faire des lavages à l'eau bouillie antipyrinée toutes les deux heures, pour éviter l'obstruction; celle-ci se fait néanmoins et je suis obligé de renouveler la manœuvre de l'aspiration; le malade, malgré les suppositoires calmants et l'eau antipyrinée, souffre atrocement. La sonde à demeure est remise à nouveau, pour se reboucher presque immédiatement.

Le 18 juin, au matin, après avoir essayé vainement le sondage, je pratique d'urgence la *cystostomie suspubienne*. De très gros caillots sanguins sont retirés et le toucher intra-vésical permet de reconnaître une prostate énorme et molle qui remplit à peu près la cavité de la vessie revenue sur elle-même.

Malgré cette intervention, les hémorragies se continuent et suffisent à anémier profondément le malade; la douleur, moins aiguë, persiste néanmoins.

Le 29 juin, je pratique la *prostatectomie périnéale*. J'espère pouvoir éviter l'ouverture de l'urètre et, dans ce but, mon excellent ami, le Dr Maison, qui veut bien me prêter son concours, refoule la prostate au moment opportun, à l'aide du doigt introduit par l'ouverture sus-pubienne. L'abord de la prostate est assez pénible, le malade étant très gros ; l'hémorragie a été abondante et a nécessité de nombreuses ligatures.

Une fois la capsule ouverte, la prostate se laisse décoller facilement; mais son tissu friable échappe à la pince et je ne puis l'enlever que par morcellements répétés ; j'enlève ainsi une grande quantité de prostate sans ouvrir l'urètre. Je me félicite déjà de la facilité que me donne la cystostomie pour pratiquer l'opération quand, en voulant trop libérer le canal, j'ouvre sa paroi latérale ; le canal est suturé entièrement sur une sonde laissée à demeure. La vessie est drainée, en plus, par les tubes de Périer. La plaie périnéale, légèrement rétrécie à ses extrémités, est bourrée par de la gaze stérilisée. L'opération a duré une heure un quart ; le poids de la prostate est de 115 gr.

Le malade reste très pâle, très affaibli pendant quelques jours, puis se relève lentement.

Les trois premiers jours, le drainage vésical fonctionne bien, la suture urétrale semble tenir. Au changement des mèches périnéales il ne vient pas d'urine par la plaie.

Le quatrième jour, diarrhée intense, qui épuise le malade et qui souille le pansement.

Le cinquième jour, la plaie présente des points de sphacèle ; il vient un peu d'urine par le périnée ; on enlève la sonde, mais on ne peut en mettre une nouvelle.

L'urine s'écoule un peu par les tubes hypogastriques, mais surtout par la plaie, d'une façon continue. La vessie se continue donc avec l'urètre, sans sphincter.

Le sixième jour, sur mandrin, je parviens à mettre une sonde de Pezzer et j'enlève les tubes du ventre. Pendant la semaine suivante, la plaie se déterge et le malade se remonte visiblement. Les urines ne sont ni sanglantes ni purulentes.

Vers le quinzième jour, M. X. se met à manger beaucoup

plus, son teint devient meilleur. La plaie est belle et rouge.

Le 25 juillet, crises épileptiformes à trois reprises différentes. Le facies est violacé. Il y a un peu d'œdème des paupières. Les urines sont fortement albumineuses. On met des ventouses scarifiées et M. X. ne prend plus que du lait pendant une dizaine de jours. Peu à peu l'albumine descend de 4 gr. à 0,10 centigr. et le régime devient moins sévère.

Le 15 août, l'état général est bon, mais la guérison locale ne fait que peu de progrès. L'orifice hypograstrique n'est pas fermé, malgré un essai de suture; la plaie périnéale se garnit très mal et, quand la sonde est enlevée, on peut constater que le malade perd ses urines par l'hypogastre et par le périnée. Il semble donc n'avoir plus de col vésical et il est à craindre qu'il ne soit incontinent après la fermeture du périnée.

Les urines sont devenues purulentes à partir du 20 juillet et, malgré tous les lavages, elles le restent jusqu'au départ du malade, le 15 septembre.

Il part avec sa double fistule; l'hypogastrique est très petite, ponctiforme, la plaie périnéale n'ayant qu'une faible tendance à se fermer. A partir de cette époque, je ne vois plus le malade que tous les huit jours, pour lui changer sa sonde à demeure, et jusqu'au 20 octobre le malade peut passer une partie de la journée dans un fauteuil, sans souffrance.

A cette date, il se refroidit et gagne une bronchite avec œdème du poumon, qui le rend très malade.

On est obligé de le garder au lit, de le remettre au régime lacté.

Les urines, restées purulentes, le deviennent de plus en plus et les pansements sont moins bien faits, parce qu'on ne veut pas fatiguer le malade.

Des douleurs apparaissent un peu partout, d'abord dans

les muscles, puis dans les articulations de la colonne vertébrale et du membre inférieur droit, puis dans l'épaule droite.

On ne peut plus remuer le malade sans déterminer des cris.

M. X. a évidemment une infection générale, de la phyohémie.

Il est emporté, le 30 novembre, après une série de crises convulsives et asphyxiques de nature urémique.

Obstruction par coudure de l'angle colique gauche. Anus cæcal. Rétablissement des fonctions.

Mme X. 70 ans, Montreuil-Belfroi (Maine-et-Loire), est atteinte d'obstruction complète depuis six jours, quand je la vois pour la première fois le 7 novembre 1903, avec mon confrère et ami le Dr Poitout, de la Membrolle. Cette femme, dans le passé de laquelle on chercherait vainement une maladie, même légère, est encore robuste et se prête aisément à l'interrogatoire et à l'examen. Admirablement réglée dans ses fonctions digestives, elle ne connaît la constipation que depuis six ou sept mois. Encore la constipation n'a-t-elle jamais été assez forte pour qu'on eût recours au médecin. La malade en triomphait avec des laxatifs ou quelques lavements. Jamais de diarrhée ni d'hémorragie intestinale.

Le 1er novembre 1903, Mme X. se plaint de douleurs intestinales assez vives, sans pouvoir préciser de localisation. D'ailleurs très vite la douleur se diffuse et se répète fréquemment sous forme de coliques, avec besoin d'aller à la selle. La malade se rend souvent à la garde-robe, mais ne rend ni matière ni gaz. Le lendemain, sous l'influence d'un lavement à la glycérine, elle chasse quelques grosses matières, sans gaz. Elle n'en éprouve que peu de soulagement. Les coliques persistent, les nausées apparaissent, sans vomissement.

Du 3 au 6 novembre, la malade n'expulse ni matières fécales, ni gaz, malgré l'ingestion d'huile de ricin, malgré de fréquents lavements. Le 6, au soir, plusieurs vomissements se produisent et ramènent du lait caillé avec de la bile.

La malade et son entourage, inquiets, font appeler le Dr Poitout, qui essaye, sans succès, l'entéroclyse. Le liquide ressort vite et on ne peut en introduire un litre.

Les vomissements se reproduisent deux fois dans la nuit du 6 au 7 et prennent un caractère fécaloïde.

Mon confrère me fait appeler et je trouve une malade encore résistante avec un pouls à 110 bien frappé et la température à 37,2. Le ventre est énorme et on voit sous la paroi distendue les anses intestinales dilatées se dessiner et se contracter. Il y a une déformation générale de l'abdomen ; les flancs, comme la région médiane, sont uniformément distendus : Peut-être les anses les plus grosses et les plus nettes sont-elles situées dans la région sus-ombilicale.

Le toucher rectal et le toucher vaginal montrent l'intégrité du rectum, du vagin, de l'utérus. On ne sent aucune tumeur abdominale. Mon diagnostic est obstruction intestinale peut-être par cancer (quoique l'état général de la malade soit satisfaisant et qu'elle n'ait pas maigri depuis un an), soit plutôt par parésie intestinale et stase stercorale.

Dans cette idée, je fais donner à deux reprises, le 7 novembre, un lavement électrique par le Dr Topart, d'Angers. Il est impossible d'introduire plus d'un demi-litre de liquide et, quoique les passages du courant déterminent des contractions intestinales et abdominales violentes, il ne se produit aucune expulsion de matières. Il vient seulement quelques glaires, mais pas de gaz. A la suite de cette tentative infructueuse, on amène la malade à ma maison de santé, le 7 au soir, et le 8 novembre je pratique l'intervention suivante :

Laparotomie médiane sous-ombilicale qui devait me permettre d'explorer le ventre, d'enlever le cancer, s'il se présentait dans de bonnes conditions d'extirpation, ou de faire une anastomose, si la lésion était inextirpable. Le ventre ouvert, je tombe immédiatement sur une anse énorme, où les bandelettes longitudinales se reconnaissaient encore. C'est évidemment le colon transverse, quoiqu'il descende jusque dans le bassin. Car, en le faisant maintenir à grand'-peine, je saisis une autre anse, que je puis reconnaître au doigt à sa consistance. Cette dernière est le colon pelvien, que je puis ramener dans la plaie, complètement vide et blanc. En faisant fortement écarter la paroi abdominale, d'ailleurs très souple, je puis suivre *du doigt* et *de l'œil* le colon iliaque et la partie inférieure du colon descendant, qui sont affaissés. Pour la moitié supérieure du colon descendant, je ne puis l'explorer qu'à la main. Mais je la sens manifestement vide jusqu'en haut. Je ne trouve nulle part ni tumeur, ni dureté. J'explore de la même façon le colon transverse distendu et, en allant de droite à gauche, j'espère tomber sur l'obstacle. Je ne trouve absolument rien. Il faut avouer d'ailleurs que l'exploration manuelle de l'angle gauche du colon est particulièrement difficile et qu'on peut commettre dans cette exploration à distance deux sortes d'erreurs : méconnaître un de ces petits cancers rétrécissants du gros intestin, masqué par la dilatation de l'angle sus-jacent ou prendre pour une dureté néoplasique la consistance spéciale de l'anse intestinale coudée ou tordue. Je ne pouvais donc acquérir de certitude qu'en agrandissant considérablement l'incision de ma laparotomie ou en pratiquant une nouvelle ouverture en haut et à gauche. Ces manœuvres ne pouvaient avoir d'intérêt pratique que dans l'hypothèse d'une exérèse immédiate. L'âge de la malade, la durée déjà longue de l'intoxication stercorale me firent renoncer à une opération radicale d'emblée et je me contentai, malgré les répugnances de mon confrère et de la malade, de faire un anus contre nature.

Je ne fis pas d'anastomose, pourtant possible, entre le colon transverse et le colon descendant. Car, je me disais que, s'il existait une lésion, elle était toute petite et serait extirpable complètement dans une nouvelle séance[1].

J'aurais pu pratiquer l'anus sur le colon transverse dans l'incision de la laparotomie. Mais je fixais ainsi le colon dans une position basse, je me créais des difficultés pour la nouvelle opération que je comptais faire quand la malade serait désintoxiquée. En outre, l'anus contre nature, pratiqué ainsi sur le colon transverse abaissé et par là même coudé, me paraît plus difficile à obturer. Pour ces trois raisons, je fis une incision dans la fosse iliaque droite et pratiquai très rapidement un anus cæcal.

Avant d'ouvrir le cæcum, j'avais refermé à la soie la plaie de la laparotomie et l'avais recouverte d'un pansement imperméable au stérésol.

L'ouverture du cæcum amena l'issue d'une quantité considérable de matières liquides.

La chloroformisation avait duré 45' et l'opération 40. Avant de faire le pansement, je laissai la malade se vider pendant une demi-heure.

Les suites opératoires furent des plus simples.

La malade eut deux petits vomissements chloroformiques dans la journée du 8 novembre.

Le lendemain, 9 novembre, elle se sentait beaucoup mieux, moins gênée et n'éprouvait que peu de douleurs au niveau de ses incisions abdominales. On avait été obligé de changer plusieurs fois le pansement, le soir du 8 et dans la nuit suivante.

Dans l'après-midi du 9, je fis un lavage du gros intestin à l'eau stérilisée chaude par l'anus cæcal. Le lavage revint par

[1] A vrai dire, l'anastomose, dans un cas moins avancé, serait très praticable et aurait à peu près tous les avantages de l'anus contre nature, sauf cependant une gravité plus considérable. A part cette gravité, l'anastomose est bien préférable et nous l'avons déjà tentée avec succès.

l'anus contre nature, en ramenant quelques matières, mais rien ne sortit par l'anus.

Le lendemain matin, l'infirmière me montrait une garde-robe importante expulsée par les voies ordinaires. A partir de ce moment, la malade eut tous les jours, pendant une semaine, un double lavage par le rectum et par l'anus cæcal. L'eau introduite par le rectum revint quelquefois par le cæcum : l'inverse ne se produisit pas, car, aussitôt que 3 à 400 gr. d'eau avaient été introduits dans le cæcum, ils ressortaient avec force par l'anus contre nature.

La malade n'eut pas la moindre complication : ses fils furent enlevés le 18 novembre et Mme X... partit le 29 chez elle, en bon état, allant tous les jours à la selle par les voies naturelles et ne se salissant presque pas par l'anus cæcal. A deux reprises cependant, comme elle avait des tendances congestives, je lui fis donner de l'eau de Janos et ces jours-là elle s'inonda par son anus contre nature.

Je revois la malade le 23 décembre. Elle est très bien, marche sans fatigue, retrouve tous les jours plus de force et ne demande qu'une chose, la fermeture de sa bouche intestinale par où s'écoule un peu de mucus à peine teinté.

Le 15 janvier 1904, je ferme l'anus contre nature et j'ai la satisfaction de voir au bout de trois jours des selles moulées sortir par le fondement.

Au bout d'une huitaine les fils sont enlevés. Le ventre paraît gros ; la malade se sent balonnée. Je fais mettre de la glace. Tous les accidents cessent le douzième jour par la création spontanée d'une petite cheminée. La suture d'intestin a lâché et les gaz s'échappent. Le ventre se dégonfle. Depuis cette époque la malade a continué à rendre par son orifice cæcal du mucus teinté de matières : la presque totalité des matières fécales sort par le fondement, attestant ainsi l'absence de lésion organique et de rétrécissement progressif de l'intestin.

J'ai voulu depuis pratiquer une anastomose colocolique

pour faire terminer l'anus cæcal. Mais la malade garde son infirmité légère et ne veut pas entendre parler d'opération nouvelle.

Comment étiqueter cette observation. En face de quelle lésion me suis-je trouvé? Je crois bien difficile de répondre avec précision. Toutefois, il me semble que ce fait rentre dans les cas décrits par mon maître Quénu, par Patel et Bérard, par Morestin, etc., en un mot, dans ces obstructions sans obstacle permanent, dont le siège est à l'angle colique gauche.

Mon maître Quénu croit à une coudure produite par des adhérences, par des brides pathologiques. Pour lui, des brides péritonéales, épiploïques, sont les agents de l'étranglement et, pour les nier, il faudrait avoir eu l'angle colique sous l'œil. Dans son observation, il fit cesser les accidents en sectionnant les brides. Il est vrai que, pour sectionner les brides, il avait dû explorer et relever le colon transverse, le masser, toutes manœuvres qui peuvent faire cesser une position vicieuse ou un spasme.

Patel et Bérard incriminent le ligament phrénocolique et donnent à ces occlusions le nom d'essentielles. Morestin aurait tendance à se ranger à leur avis, avec cette modification qu'il croit à la torsion associée à la coudure. J'imagine, pour ma part, qu'un ligament angulaire, qu'il soit pathologique ou normal, peut produire les mêmes effets sur l'intestin. Il sert d'axe aux mouvements des anses. Autour du point fixe, l'intestin peut évoluer normalement, mais il peut aussi se couder et se tordre : il peut également avoir un spasme. Sans doute, le spasme peut siéger en tous les points; il affectionnera cependant de préférence les points tiraillés, d'avance, et l'angle gauche du colon est un de ces points.

Normalement, le colon transverse fait avec le colon descendant un angle ouvert en bas et en dedans. Les matières, à ce niveau, ont toujours un mouvement d'arrêt, ou tout au moins passent moins aisément qu'ailleurs. Chez les ptosés, cet angle devient de plus en plus aigu et il arrive un moment où le colon transverse se décompose en deux parties formant une courbe à concavité supérieure. La partie gauche de cette courbe remonte vers l'angle colique, presque parallèlement au colon descendant et l'angle devient véritablement un détroit, qui est de plus en plus resserré à mesure que le colon distendu devient plus lourd et tiraille sur son ligament phrénocolique.

Voici comment j'aurais tendance à expliquer la succession des phénomènes chez ma malade.

Cette femme a eu quatre enfants et, depuis que son ballonnement est disparu, j'ai pu constater le relâchement marqué de ses parois abdominales. Elle a un déplacement du rein droit. C'est une ptosée. Au cours de l'opération, j'ai pu constater également que le colon transverse est descendu en position pelvienne.

Dans ces conditions de mauvaise circulation des matières, la contractilité intestinale est venue à diminuer à cause de l'âge de la malade, peut-être aussi à l'occasion d'un refroidissement abdominal très net éprouvé par la malade avant le début de son mal[1]. Le colon transverse s'est rempli, est devenu plus lourd, a tiré davantage sur l'angle colique; la coudure normale s'est accentuée. En outre, comme le dit Morestin, le colon transverse, en se dilatant, s'est placé sur un plan antérieur à celui du colon descendant et a produit ainsi une torsion au niveau de l'angle colique.

Coudure et torsion se sont associées pour fermer l'angle colique. Le spasme qui a pu précéder ces déplacements complète leur action. L'occlusion est constituée. Par contre, en vidant le colon transverse, nous l'avons rendu moins lourd, détordu, le spasme a cessé immédiatement. Car c'est

[1] A la fin d'octobre, il y eut en Anjou un abaissement brusque de la température et, en 8 jours, je vis trois occlusions chez de vieilles femmes. L'une céda à un lavement électrique, l'autre, cancéreuse mourut malgré un anus iliaque, la troisième est Mme X...

une règle de pathologie générale que les accidents spasmodiques des conduits ou des cavités musculo-membraneuses cessent avec l'ouverture de ces cavités.

En un mot, l'occlusion, se produisant au niveau de l'angle colique gauche, sans lésion organique, m'apparaît surtout comme un phénomène spasmodique. Le spasme se produit plus aisément à cet endroit en raison des dispositions anatomiques normales, exagérées par la ptose du transverse. Mais la ptose n'est nullement nécessaire. Une fois que le spasme localisé a créé un obstacle qui pourrait n'être que passager, le gonflement et la distension du colon transverse produisent une coudure et une torsion. L'obstruction est définitive.

Il serait puéril d'instituer, d'après mon observation, une ligne thérapeutique. Néanmoins, elle vient corroborer les faits antérieurs et prouver que l'anus contre nature, dans ces cas bien spéciaux d'occlusion, suffit ordinairement à faire disparaître les accidents. Parfois, on sera obligé de pratiquer une colopexie, comme le conseillent Patel et Bérard, ou même, suivant l'avis de Terrier, une anastomose colocolique.

A cet égard il me semble qu'on peut distinguer au moins deux cas : ou bien il n'y a pas de ptose, comme dans le cas de Morestin et l'anus contre nature est indiqué, ou bien la ptose est manifeste comme dans les cas de Terrier, de Patel et Bérard, dans le nôtre. Alors l'anastomose colocolique nous paraît bien préférable à la colopexie qui, pour être utile, doit être très étendue. L'anastomose est aussi préférable à l'anus contre nature à bien des points de vue. Mais celui-ci garde sa supériorité dans les cas très graves.

Perforation spontanée de l'intestin grêle. Diverticulite. Laparatomie. Guérison.

Les perforations de l'intestin grêle (le duodénum non compris) sont assez rares en dehors de la fièvre typhoïde et de la tuberculose pour que nous ayons cru intéressant de publier l'observation suivante :

Observation[1]. — Le malade est un petit garçon de 15 mois, qui est très fort et très bien développé.

Il n'y a rien à noter dans ses antécédents héréditaires.

Comme antécédent personnel, il n'a jamais été malade. Il a eu seulement, le 9 janvier 1904, c'est-à-dire à l'âge de 11 mois, une hémorragie intestinale abondante sans troubles fonctionnels ni symptômes généraux d'aucune sorte.

L'examen du rectum montrait son intégrité complète, autant du moins qu'on peut s'en assurer.

Dans la nuit du 13 au 14 mai, l'enfant, habitué à un sommeil profond, se réveille en criant à plusieurs reprises.

Le 14, au matin, crise intense de douleurs abdominales avec pâleur extrême.

Arrêt complet des matières et des gazs. 1 vomissement de lait caillé.

Le pouls est à 140, la température n'est pas prise. L'enfant est mis à la diète. On place un placement humide très chaud sur le ventre et pendant quelques heures les symptômes douloureux semblent s'amender.

[1] Due en partie à l'obligeance de mon excellent confrère et ami, le Dr Roynet, de Longué (Maine-et-Loire).

Après cette légère amélioration, les douleurs reprennent, les cris sont continuels, le ballonnement s'accentue notablement.

Le 15, au matin, un petit lavement avec une cuillerée de glycérine ne ramène pas de matières. Quelques gaz auraient été rendus, disent les parents.

Les douleurs, les cris continuent, l'état général devient mauvais et le Dr Roynet me fait alors appeler.

Examen le 15 mai 1904, à quatre heures du soir.

Le petit malade souffre considérablement, à en juger par ses cris continuels, sa face altérée et par les changements incessants de position.

Le ventre est très ballonné, uniformément. La cicatrice ombilicale est distendue par une petite hernie réductible.

La pression, très douloureuse sur tout l'abdomen, l'est peut-être un peu plus du côté droit.

La percussion donne partout de la sonorité.

Le toucher rectal montre que le bassin est vide ou tout au moins n'est pas le siège d'un empâtement profond.

Le pouls est à 150, très faible et assez difficile à compter.

La température rectale est à 38°,6.

La respiration, très courte, donne 45 inspirations à la minute.

L'enfant urine seul, en petite quantité.

Devant l'accélération progressive du pouls, le ballonnement du ventre et l'altération du facies, je propose une intervention immédiate, qui est acceptée.

Mon diagnostic était appendicite aiguë en voie de généralisation ou péritonite aiguë par perforation intestinale. Ma préférence allait vers cette dernière idée ; j'étais, en effet, très influencé par le commémoratif d'hémorragie intestinale survenue à onze mois.

Cependant l'appendicite est tellement fréquente et est si ordinairement la cause des accidents que j'observais que je fis une laparatomie latérale et non médiane.

A l'incision du péritoine il s'écoule de la sérosité louche, fortement sanguinolente. Le cæcum et l'appendice furent trouvés blancs et non enflammés.

Avec l'index j'essayai d'explorer la cavité abdominale ou tout au moins les parties proches de la plaie. Je trouvai alors un paquet d'anses intestinales adhérentes à la paroi abdominale à droite et un peu au-dessus de l'ombilic. Les adhérences étaient récentes et très lâches ; je pus facilement attirer les anses grêles dans la plaie. L'une d'elles portait un appendice gros comme le doigt et long de trois centimètres environ. A l'union de l'appendice et de l'anse grêle, cette dernière portait une perforation par où s'échappaient des gaz et un peu de matières fécales.

Quand l'intestin est tenu lâchement dans la main, l'orifice paraît gros comme une tête d'épingle noire. Il est entouré par des parois dures qui le masquent. Quand l'intestin est tendu, l'orifice devient linéaire et long de 7 à 8 millimètres.

J'hésitai un instant à faire la résection de quelques centimètres d'anse intestinale. Mais j'opérais sans aide, mon confrère donnant le chloroforme. Je me décidai à faire une suture latérale.

Après avoir réséqué les bords indurés de la perforation, réséqué également l'appendice induré à son implantation, j'avais une blessure intestinale de 1 centimètre 1/2 de long sur 1 centimètre de large. J'en pratiquai la suture en deux plans, non sans quelque difficulté : car les parois coupaient sous le fil.

Je rétrécis alors la plaie abdominale à ses deux extrémités par quelques points de crin embrassant toute la paroi. Je drainai largement avec des mèches de gaze aseptique et un gros tube de caoutchouc.

Suites opératoires :

Le 15 à 8 heures, soir, l'enfant a dormi d'un sommeil calme après l'opération ; température 39°, pouls à 160.

Le 16, au matin, même pouls, même température. Pas

de vomissement ; 100 grammes de sérum à la cuisse. L'enfant a rendu, avec quelques gaz, une petite selle très dure et noire.

Au soir, température et pouls n'ont pas varié ; une autre selle noire ; on refait un peu de sérum.

Le 17, au matin, la mèche est enlevée. Pas de pus, de la sérosité louche ; une selle moins noire.

Soir, température 38°,2, pouls 144.

Le 18, au matin, température 38°,8, pouls 148 ; la plaie est belle, très peu de pus. L'enfant se nourrit un peu de lait et d'eau.

Le 19, au soir, l'enfant n'a pas uriné de la journée. Sondage, urines claires.

Le 20, au soir, traitement 37°,6, pouls 100 ; depuis le 17 les selles se sont répétées, devenant de moins en moins noires.

Le 21, selles normales, pouls et température excellents ; le drain est enlevé.

Les jours suivants, la plaie va en s'améliorant et en se fermant sans complication.

Le 5 juin, la plaie est fermée ; mais, quand l'enfant crie, la paroi se laisse distendre. Il y a une éventration.

A quelle affection avons-nous eu affaire ? Il me semble bien difficile de l'établir. Tout d'abord, il faut songer à une nécrose de l'intestin par une bride. Mais les accidents se seraient vraiment précipités avec une rapidité extrême. Ils ne remontaient, en effet, qu'à la nuit du 13 au 14 et l'enfant a été opéré le 15, avec une température de 38°,6, c'est-à-dire, ayant déjà sa perforation depuis un certain nombre d'heures. Cependant l'adhérence des anses intestinales à la paroi abdominale, assez près de l'ombilic, la présence d'une petite hernie ombilicale concomitante, celle du diverticule intestinal peuvent faire penser à la possibilité de brides herniaires ou paradiverticulaires; mais ce n'est là qu'une hypothèse invérifiable.

Peut-on penser à uneul cération tuberculeuse? Non, car les perforations tuberculeuses n'affectent point cette allure et, d'ailleurs, il est vraisemblable que j'aurais trouvé d'autres points tuberculeux sur l'intestin.

S'agit-il d'un de ces cas de diverticulite qui ont été signalés dans ces dernières années, particulièrement par mon maître et ami Mauclaire, par Picqué, Cahier, Walther, etc.; je ne saurais le dire. Je puis noter toutefois que l'appendice intestinal était enflammé et induré comme d'ailleurs les quelques millimètres d'intestin grêle voisins de la perforation. Mais celle-ci siégeait nettement sur l'intestin grêle et non sur le diverticule. Je ne puis donc donner une étiquette précise au cas que j'ai l'honneur de vous présenter; mais, quoique je n'aie pu faire de recherches bibliographiques bien longues, je pense qu'il doit être rattaché à l'histoire des diverticulites.

De la gastroentérostomie dans les troubles gastriques des névropathes[1]

La gastroentérostomie a donné de si nombreux succès qu'on lui a peut-être un peu trop demandé et qu'on a étendu à outrance ses indications. Sans doute, pour un certain nombre de maladies, ulcères pyloriques, sténoses cicatricielles, périgastrites, l'accord semble fait aujourd'hui entre les médecins et les chirurgiens et cet accord est justifié par l'ensemble des résultats obtenus, mais il n'en est pas de même pour les gastrites chroniques, pour les dyspepsies variées, qu'on a jusqu'ici classées d'une façon si théorique, il n'en est surtout pas ainsi des troubles gastriques nerveux. Dans ce dernier groupe, le seul dont je m'occuperai, la gastroentérostomie a donné des insuccès multiples et les médecins se plaignent avec raison des opérés que les chirurgiens leur renvoient sans amélioration. Comme le dit Bourget, de Lausanne, le chirurgien n'aime pas à voir son travail inutile et il se sépare avec plaisir des malades qu'il n'a pas guéris.

Pour ma part, j'ai eu l'occasion de pratiquer dix-neuf fois la gastroentérostomie. A part un cas de mort post-opératoire pour un cancer à la dernière période et un cas de mort survenu six mois après dans des conditions inconnues, j'ai eu toujours des résultats fonctionnels parfaits. En éliminant les deux cas énoncés plus haut, il reste dix-sept observations, six cancers, quatre rétrécissements cicatriciels, deux ulcères en évolution, deux périgastrites avec résultat parfait, un cas de gastrite hypertrophique, où je fus obligé de faire une entéro-anastomose un mois après la gastroentérostomie : les

[1] Communication au Congrès de chirurgie d'octobre 1904.

accidents de vomissements ont persisté pendant plusieurs mois, malgré la seconde intervention, et ont cessé complètement du jour où je donnai de la gastérine à la malade. Deux cas de dilatation chez des nerveuses. Dans l'un, les vomissements ont persisté et la malade a refusé à Rennes une deuxième intervention. Chez l'autre malade, la persistance et même l'aggravation des symptômes ont engagé notre collègue Monprofit à transformer en Y le von Hacker que j'avais pratiqué. La malade est restée tout aussi mal.

Ainsi, sur dix-sept malades, il y a quatorze succès complets, un succès lent à venir et enfin deux insuccès absolus.

J'ai appliqué chez tous ces malades, sauf un cas d'ulcère où je fis l'Y de Roux, le procédé de von Hacker.

Nous avons donc eu deux échecs chez des nerveuses.

Beaucoup d'autres chirurgiens, parmi les plus éminents, ont aussi éprouvé des insuccès dans des cas semblables. Terrier, Roux de Lausanne, Pantaloni, Tuffier, Monprofit, Hartmann, etc. en ont rapporté des observations.

Cette courte énumération de chirurgiens me dispense de prouver que les insuccès ne sont dus qu'à la réaction individuelle très spéciale des sujets opérés. Il ne saurait être question de faute imputable aux opérateurs puisque ceux que j'ai nommés sont des maîtres reconnus. On ne saurait davantage incriminer la méthode opératoire, puisque à dessein j'ai choisi des chirurgiens qui emploient les uns le von Hacker, les autres les procédés en Y. D'autre part, dans ma seconde observation, le von Hacker a été transformé en Y, ce qui n'a pas empêché les accidents de continuer.

Les insuccès ne sont donc dus qu'au malade et non pas à l'opérateur ni à la méthode opératoire.

Logiquement on doit par conséquent conclure qu'il ne faut pas toucher aux nerveux, et la plupart de ceux qui ont écrit sur la gastroentérostomie sont de cet avis. Or il est vraiment curieux de constater que ces mêmes chirurgiens, bien que convaincus de l'inanité de leurs efforts chez les névropathes, ont été amenés par la force des choses à opérer quelques-uns de ces malades. Je les ai imités et n'ai pas eu à m'en louer.

Comment expliquer cette apparente contradiction entre l'idée et l'acte? Par quel raisonnement pouvaient être guidés les chirurgiens que j'ai nommés, l'étais-je moi-même? Par celui-ci sans doute qu'une lésion minime peut passer inaperçue à l'opération quoique tout à fait capable de déterminer des troubles graves chez des prédisposés. Ce raisonnement est fondé sur des faits de pathologie générale et sur des constatations anatomo-pathologiques. Certains auteurs des plus documentés n'ont-ils pas conclu que la gastro-sucorrhée et le pylorisme sont souvent consécutifs à une fissure imperceptible et cependant spasmogène?

Les nerveux qui présentent des troubles gastriques peuvent être divisés en trois classes :

1° Ceux qui ont des lésions macroscopiques appréciables, cancer, brides, ulcères, rétrécissements;

2° Ceux qui ont des lésions très légères ou cachées, en un mot des lésions qui échappent à l'examen direct de l'estomac;

3° Les névropathes purs qui créent de toutes pièces la symptomatologie la plus complète et la plus alarmante de toutes les maladies de l'estomac.

Théoriquement les deux premiers groupes sont à opérer, le troisième échappe à toute intervention.

En pratique, le départ à faire entre eux est bien difficile; nous admettons comme démontré par les faits que la difficulté est énorme avant la laparotomie et qu'elle persiste après l'ouverture du ventre.

Tout d'abord y a-t-il moyen, avant la laparatomie, d'affirmer que le névropathe observé a ou n'a pas de lésions organiques? La laparotomie exploratrice est-elle légitime? On a voulu distinguer les nerveux hyposthéniques et hyposécrétoires des nerveux hypersthéniques et hypersécrétoires. Ces derniers sont guéris ou améliorés ordinairement par la gastroentérostomie; les autres, par contre, lui sont rebelles. Il suffirait donc de les différencier cliniquement pour savoir s'il faut ou non opérer. On diagnostiquerait ces deux classes de malades non seulement par l'examen du chimisme, mais aussi par l'absence du syndrome pylorique chez les hyposthéniques. Malheureusement ce ne sont pas là des signes constants puisque, chez les nerveux, on peut constater, suivant le moment, de l'hyper ou de l'hypochlorydrie. D'autre part, le syndrome pylorique peut manquer avec des lésions de rétrécissement prononcé du pylore (Bourget).

Nous admettons donc que, malgré tous les examens cliniques ou chimiques, il y a place pour l'erreur, partant pour le doute. « Il importe, dit Roux de Lausanne, d'être très réservé dans le diagnostic de dyspepsie nerveuse. Il faut être bien sûr de la perméabilité du pylore avant de prétendre guérir ces malades par la cure morale, l'isolement, la suggestion, le gavage. Nous avons, parmi nos opérés, plus d'un sujet porteur d'un pylore rétréci au calibre d'un porte-plume, par dehors, et que nous avons guéri par la gastroentérostomie », alors qu'on les avait étiquetés nerveux et qu'on avait épuisé sur eux tous les moyens médicaux.

Il découle naturellement de ces considérations qu'une laparotomie exploratrice s'impose, qu'elle est absolument indiquée et qu'on doit seulement la retarder plus longtemps chez les névropathes que chez les autres, à moins toutefois que l'aggravation de l'état général ne force la main.

On aura ainsi l'agréable surprise de constater de temps en temps de bonnes lésions grossières dont les symptômes ont sans doute été augmentés par le nervosisme du malade et qui ont à leur tour influencé déplorablement le nervosisme lui-même. Il est bien évident que, dans ces cas, il faut faire l'opération commandée par la lésion observée, c'est-à-dire presque toujours la gastroentérostomie.

La question est beaucoup plus délicate quand on ne peut constater aucune lésion, une fois le ventre ouvert. Que faut-il faire dans ces cas? A vrai dire, je ne viens pas ici pour résoudre, mais bien plutôt pour poser la question aux chirurgiens éminents de l'étranger et de France qui assistent au congrès. Pour pouvoir tracer la ligne de conduite à suivre, il faudrait beaucoup de faits. Or, ceux qui existent ne sont pas très nombreux, toujours pour la raison qu'on publie moins volontiers les échecs que les succès; de plus, les observations sont peu précises.

Il serait bon de savoir s'il y a des chirurgiens qui ont refermé le ventre sans rien faire dans les cas où ils ne trouvaient pas du tout de lésions et, secondement, quel bénéfice les malades ont retiré de leur intervention. Il est vraisemblable que, chez les purs nerveux, la laparotomie exploratrice est aussi efficace que la gastroentérostomie, celle-ci n'agissant que par suggestion. L'action spasmolytique de la laparotomie exploratrice ne fait plus, du reste, le moindre doute pour personne. Pour ma part, j'ai eu l'occasion de faire la simple ouverture du ventre à un malade dont le cancer stomacal ne se prêtait ni à l'exérèse, ni à une anastomose. Ce malade, qui vomissait tout depuis deux mois, n'eut plus de vomissements pendant les trois mois qui suivirent l'opération et il reprit 8 livres de poids.

En résumé, chez les névropathes :

1° La laparotomie exploratrice est permise. Elle devra naturellement être précédée de toutes les investigations médicales et ces investigations devront être poursuivies assez longtemps;

2° La laparotomie exploratrice permettra souvent de reconnaître de vraies lésions et de leur opposer le traitement convenable;

3° Si on ne constate aucune lésion, on a le choix entre la gastroentérostomie et la fermeture pure et simple du ventre.

Peut-être pourrait-on, avant de se décider, tenter une

gastrotomie exploratrice, de façon à examiner, non pas toute la surface de l'estomac, ce qui serait impraticable, mais les régions vraiment importantes, c'est-à-dire, le prépylore et le pylore. Connaissant les difficultés qu'ont eues certains anatomopathologistes à reconnaître de petites fissures sur des estomacs étalés, je ne suis pas porté à admettre l'efficacité de la gastrotomie exploratrice pour les petites lésions.

Il faut donc faire son choix sans elle.

Sans doute la gastroentérostomie est autorisée, puisque des lésions existant réellement peuvent passer inaperçues à l'exploration directe et qu'elles seront guéries par l'opération. Celle-ci sera surtout indiquée dans les cas où la clinique aura démontré l'état persistant de l'hypersthénie.

Mais dans beaucoup de cas, devant un estomac dilaté, un pylore non rétréci, après des accidents hyposthéniques, il sera préférable de s'en retourner, sans imposer au patient les manœuvres d'une anastomose, sans doute bénigne, mais en tout cas plus grave qu'une simple laparotomie.

Enfin, dans les cas où on aura à pratiquer la gastroentérostomie, pour ainsi dire à contre-cœur, il sera sage d'employer le procédé qui a le moins besoin de retouche, c'est-à-dire, un procédé en Y. Il y a en effet des chances pour que les malades continuent à vomir comme devant et il sera bon alors de se dire que les accidents tiennent au patient plutôt qu'à une défectuosité de l'intervention.

Observation I (Résumée). — Mlle X..., 23 ans, issue d'un père fortement alcoolique, vomit tout depuis un an. Tantôt intolérance absolue pendant cinq ou six jours, tantôt accalmie de quelques jours suivie brusquement d'un vomissement considérable.

Jamais d'hématémèses.

Douleurs épigastriques, deux heures après le repas. A plusieurs reprises, douleurs dorsales concomitantes.

La malade se plaint de douleurs très fugaces en différents points du corps.

C'est une nerveuse à anesthésie pharyngée totale, à points ovariens très nets.

Le sommet du poumon droit est suspect.

Le Dr Allanic examine le chimisme gastrique à deux reprises et le trouve à peu près normal.

Il pratique, pendant deux mois, le tubogavage sans enrayer les vomissements et l'amaigrissement.

Je pratique, le 26 juin 1903, la gastroentérostomie par la méthode de von Hacker.

Pas de vomissements pendant un mois.

Vomissements bilieux, à partir du 30 juillet, moins abondants et moins fréquents qu'avant l'opération.

Le 12 août, elle va en convalescence dans sa famille et reste près d'un mois sans vomir.

Puis, au commencement de l'hiver, elle s'en va à Rennes où elle est reprise de vomissements incessants, du 10 décembre 1903 au 10 février 1904.

On proposa alors une nouvelle intervention, qui fut repoussée par la malade.

Observation II. — Mlle L., âgée de 24 ans.

Entérite à 3 ans. Depuis, douleurs abdominales fréquentes. Constipation opiniâtre. Réglée à 11 ans 1/2 ; à 12 ans, hématémèse après le repas de midi.

A 21 ans, variole dont elle porte les traces.

Dès les premiers jours de cette maladie, elle eut une deuxième hématémèse.

A la suite de cette maladie, elle conserva des douleurs épigastriques et des vomissements fréquents.

En octobre 1901, douleurs abdominales vives avec ballonnement et vomissements répétés. Crise abdominale d'un mois, à la suite de laquelle la malade est relativement bien jusqu'au mois d'août 1902, où elle eut une hématémèse à la suite d'un coup de pied d'enfant dans le flanc gauche.

Le Dr Papin la voit à cette époque et la soumet au régime lacté et aux alcalins.

Les vomissements continuent, acides, soulageant la malade ; de temps en temps, hémosialorée matinale.

La malade est une grande nerveuse, avec hyperesthésie du côté gauche, anesthésie pharyngée. En outre, elle eut des troubles cérébraux, qu'on attribua à de l'empoisonnement par la cocaïne (elle avait pris 0 gr. 05 c. de cocaïne par jour pendant plusieurs mois).

En août 1903, à la suite d'une nouvelle hématémèse, on proposa une opération qui fut acceptée. L'estomac est nettement dilaté et clapote jusqu'à l'ombilic. On ne fait pas de tubage, de peur de ramener une hémorragie plus grave.

Gastroentérostomie postérieure par la méthode de V. Hacker.

Estomac dilaté, sans adhérences, facile à attirer, sans aucune induration, même au pylore.

Les premiers jours, la malade se trouve très bien, prend du lait, du bouillon, des œufs, sans vomir. Vers le sixième jour, elle eut un violent point de côté à gauche avec quelques frottements pleurétiques. Pendant un mois, elle ne prit que du lait et du bouillon et n'eut qu'un vomissement bilieux.

Vers le 15 septembre 1903, les vomissements recommencent et se reproduisent à chaque repas, immédiatement après l'ingestion des aliments. Il sont très épais, de couleur verdâtre, composés d'aliment et de bile.

Le malade, qui pesait 102 livres en 1902, descend au poids de 96 livres.

Le matin à jeun, l'estomac clapote et le sondage ramène une cuvette de liquide épais contenant des aliments pris la veille.

Pendant cette période, la malade avait 39°, 40 et même 41° dans l'aisselle. Le Dr Papin prit à plusieurs reprises la température rectale concomitamment et eut la surprise de ne trouver que 37°5. L'état général s'aggravant, le poids descendu à 90 livres, M. le Dr Monprofit fit une nouvelle laparotomie, le 23 avril 1904. « Le ventre ouvert, on se trouve en présence d'une légère adhérence de l'épiploon à la face profonde de l'ombilic; on relève l'épiploon et le côlon transverse; on cherche l'anse jéjunale afférente : quelques adhérences masquent légèrement la place de l'abouchement; après quelques recherches, on trouve l'anse jéjunale afférente; cette anse est très courte, elle n'est ni distendue, ni dilatée. L'anse efférente n'est pas rétractée et paraît normale. Il n'y a pas de coudure brusque au-dessus de l'abouchement. Extérieurement, il ne semble pas y avoir d'éperon; l'accolement est long, environné de légères néomembranes. »

M. Monprofit fit alors la transformation en Y par son deuxième procédé (section du jejunum en aval de l'abouchement, implantation du bout inférieur sur l'anse afférente et implantation jejunojejunale en aval de la bouche.)

Les suites opératoires furent bonnes et un instant le chirurgien put croire à une amélioration. Il présentait la malade comme délivrée de vomissements, dans la thèse de son élève Naveau, parue fin mai 1904, un mois après l'opération.

Malheureusement, depuis, les accidents sont reparus, aussi intenses que par le passé : vomissements verts incessants, constipation opiniâtre, symptômes de méningisme.

Fistule du canal de Sténon

Observation. — M. B. J..., 52 ans, maçon, chemin des Banchais, n° 11.

Le 3 octobre 1903, il reçoit un pan de mur sur la tête et un morceau d'ardoise lui coupe profondément la joue droite depuis le lobule de l'oreille jusqu'au bord inférieur de la pommette.

La plaie, oblique en haut et en avant, est nettoyée soigneusement par M. le Dr Allanic qui la recoud. Le lendemain, le pansement est traversé par un abondant suintement sanguinolent.

Au bout de 2 ou 3 jours, la région est violemment enflammée et quelques fils de suture sont enlevés. Pansements humides, qui amènent rapidement une amélioration.

Le 12 octobre, la plaie est désinfectée et le Dr Allanic en tente l'occlusion par une suture secondaire.

Mais immédiatement les accidents inflammatoires reparaissent et les fils doivent être enlevés.

Le 20 octobre, je vois le malade. La joue droite est très gonflée et très rouge. Par la pression, on fait sortir du liquide séropurulent par un petit orifice situé au milieu de la cicatrice, sur le bord antérieur du masséter. La région parotidienne est soulevée par un épanchement qui menace de s'ouvrir spontanément. Un stylet, enfoncé par l'orifice signalé, s'engage en arrière vers cette collection; en haut et en bas, il existe des décollements.

Je pratique, en arrière, une ouverture de la collection parotidienne et j'agrandis la fistule antérieure, puis je glisse un drain de l'un à l'autre orifice : lavages à l'eau oxygénée et pansements humides.

Au bout de quelques jours l'infection est disparue; il ne vient plus de pus par les incisions, mais un liquide aqueux très clair, qui sort en plus grande abondance quand on masse la région parotidienne ou quand le malade fait des mouvements de mastication (mouvements très restreints, d'ailleurs, par de l'arthrite temporo-maxillaire consécutive au traumatisme).

Nous sommes donc en face d'une fistule salivaire double, l'une située en pleine région parotidienne, l'autre en avant sur le trajet du canal de Sténon.

Il ne coule pas de salive dans la bouche et le malade accuse nettement une sensation de sécheresse du côté de la joue droite.

Par l'orifice du canal de Sténon il ne vient pas de liquide. Le cathétérisme avec un crin de Florence est vainement essayé.

Je me propose alors de tarir la fistule postérieure et, dans ce but, je pose un petit drain fenêtré allant recueillir la salive jusque en arrière de cette fistule; il sort en avant par la fistule antérieure.

En 5 jours, la fistule parotidienne est bouchée par une cicatrice très mince et transparente qui augmente d'épaisseur les jours suivants.

Le 12 novembre, cette cicatrice est forte et j'essaie de dériver vers la bouche la salive qui vient en totalité par la fistule antérieure, bien qu'après ablation du drain on ait tenté depuis quelques jours des pansements compressifs sur cette fistule.

Pour établir la dérivation salivaire, je pratique au bistouri une petite incision sur la muqueuse buccale, juste au devant de l'orifice du canal de Sténon, et j'introduis par cette fente une pince de Kocher, que je pousse en dissociant les tissus jusqu'au niveau de la fistule et à l'aide de laquelle je ramène un petit drain de la joue vers la bouche. L'extrémité postérieure du drain est refoulée vers la région parotidienne, en arrière par conséquent de la fistule à oblitérer; son extrémité est fixée par une soie à la muqueuse buccale, qu'il dépasse de 4 ou 5 millimètres. Au bout de 5 minutes, un doigt étant placé sur la fistule, on peut voir sortir de la salive un peu teintée par l'orifice buccal du drain.

Pansement légèrement compressif sur la fistule génienne.

Le pansement est changé chaque jour. L'écoulement a beaucoup diminué dès le deuxième jour, pour se tarir complètement le sixième jour. Le tube est resté en place et la salive en sort en notable quantité.

Le 20 novembre, le tube est enlevé. Le nouvel orifice buccal reste béant et il en coule du liquide salivaire. La fistule génienne est bien fermée.

Le 22 novembre, la joue est en bon état. La salive sort par l'orifice chirurgical. Je puis y introduire un stylet, que je pousse sans difficulté jusque dans la joue.

Le 25 novembre, l'orifice s'est considérablement refermé et, bien qu'il en sorte un peu de salive, je ne puis y faire pénétrer un stylet. La joue reste en bon état et ne porte plus de pansement depuis le 22.

Le 30 novembre, l'orifice est presque rebouché et on n'en voit plus sourdre de liquide. La cicatrice génienne est en très bon état. La joue n'est pas gonflée.

Le malade a été présenté à la Société de Médecine d'Angers, à la séance de décembre. La joue reste parfaitement guérie; mais il est difficile de savoir ce qu'est devenue la sécrétion salivaire. L'orifice salivaire chirurgical s'est bouché et il ne laisse pas sortir de liquide. En tout cas, le malade est guéri d'une fistule salivaire gênante et c'est tout ce qu'il demandait.

Je ne veux pas, à l'occasion de cette observation, faire ici l'histoire complète des fistules de la glande parotide et du canal de Sténon. Cette histoire est traitée très clairement dans les articles des grands ouvrages de chirurgie et, en particulier, dans celui de mon maître et ami Morestin.

Je désire seulement indiquer les principaux moyens que nous avons de guérir ces fistules intéressantes et relativement rares.

Il serait long, fastidieux et inutile de les énumérer tous et il me semble plus simple de grouper les plus importants, en tenant compte surtout de leur principe.

1° *Les uns ne s'adressent qu'à l'orifice fistuleux :* Ce sont les cautérisations, compressions, occlusions par des pansements agglutinatifs. Sutures directes de la fistule.

Ils ne peuvent évidemment réussir que si la partie antérieure du canal de Sténon est restée perméable et recueille la salive au fur et à mesure de sa production. Ces conditions n'existent presque jamais, car, aussitôt après la section du canal, son bout buccal se ratatine et se ferme.

2° Un second groupe de procédés *cherche l'atrophie de la parotide* et, pour cela, pratique, soit la compression de la glande, insuffisante et douloureuse, soit la ligature du canal, soit, enfin, l'injection de substances irritantes : teinture d'iode, huile.

Ces deux derniers moyens sont basés sur des expériences de physiologie et, en particulier, sur celle de Cl. Bernard, amenant l'atrophie du pancréas par une injection dans le canal de Wirsung.

La ligature du canal de Sténon n'a pas été faite chez l'homme; quant aux injections irritantes, elles ont donné des résultats en chirurgie vétérinaire, mais on les a peu employées dans les fistules humaines et il est permis de supposer que, si Daniel Mollière leur doit des succès, c'est qu'il avait à traiter des fistules plutôt de la glande que du canal lui-même.

3° *Enfin, le troisième groupe n'envisage d'abord que la*

dérivation de la salive : La fistule se refermera ensuite, soit spontanément, soit avec l'aide du médecin.

C'est dans cette troisième série que se rangent les vrais moyens à employer.

On a essayé de rétablir le cours de la salive à travers le canal de Sténon (*Dérivation naturelle*). Dans ce but, les uns cathétérisaient son but antérieur (D. Mollière), d'autres (Morand, Louis), y introduisaient un séton.

Ces moyens anciens sont difficiles et insuffisants. Langenbeck voulut faire mieux et implanta directement dans le vestibule buccal le bout postérieur du canal de Sténon, après l'avoir disséqué et isolé. Cette opération est délicate et n'est possible que si la fistule est située très en avant et si, par conséquent, le bout postérieur du canal est long et mobilisable. Moins ambitieux aujourd'hui, mais plus pratiques, nous n'employons plus que des procédés de *dérivation artificielle* et ces procédés rentrent tous dans deux catégories : la ponction simple et la ponction double.

La *ponction simple* peut se faire de bien des manières : elle consiste à pratiquer du côté de la bouche un orifice à la muqueuse et à créer un canal qui va rejoindre à travers le buccinateur la face profonde de la fistule. Ce canal se fait au bistouri, au thermocautère, au trocart, à la pince. L'important est qu'il ne se ferme pas avant l'occlusion définitive de la fistule et, pour cela, on y place un drain. Autrefois, on y mettait des soies, des crins, des fils de plomb. Aujourd'hui, un petit tube de caoutchouc nous suffit et réalise, d'ailleurs au mieux, l'écoulement immédiat de la salive. Avec une petite pince de Kocher, on peut très facilement créer le trajet de la bouche vers la fistule et ramener ensuite un drain de celle-ci vers la cavité buccale. L'extrémité buccale du tube peut être fixée à la muqueuse; quant à son extrémité postérieure, les uns (Pozzi) la laissent sortir par la fistule, les autres (Richelot) la poussent sous la peau en arrière de la fistule et la font ressortir par un petit orifice qu'ils créent exprès. Il nous semble que l'artifice ingénieux de Richelot n'est pas indispensable. Il a, sans doute, comme avantage d'aller prendre la salive en arrière de la fistule et de permettre la fermeture de celle-ci pendant que la dérivation est bien assurée. C'est un avantage certain sur la manière de faire de Pozzi. Mais on peut obtenir le même résultat sans faire de nouvel orifice à la peau et en ayant seulement soin que l'extrémité postérieure du drain soit poussée en arrière de la fistule : rien n'est plus facile ordinairement, car il existe des décollements dans la majorité des cas. Ainsi comprise, la méthode de la ponction simple nous a donné un succès complet.

La *ponction double*, imaginée par Deguise, se réalise d'une façon très simple : Une aiguille de Reverdin ponctionne la joue, de la muqueuse buccale vers la fistule, à travers laquelle elle vient sortir; on la charge d'un fil d'argent et on la ramène dans la bouche; puis, ponctionnant à nouveau la muqueuse buccale et la joue, on revient dans la fistule chercher le second chef du fil d'argent et on retire alors l'aiguille. Les deux bouts du fil sont dans la bouche : on n'a plus qu'à les serrer; ils couperont lentement les tissus et créeront ainsi une large voie à la salive.

Cette section a été réalisée autrefois en une séance avec l'écraseur linéaire. Si nous avions aujourd'hui l'occasion de faire cette ponction double et la section extemporanée, nous emploierions l'anse galvanique.

Mais il est vraisemblable que le simple drainage, après une ponction simple, sera de plus en plus employé. C'est, en effet, la méthode la moins compliquée et elle donne d'excellents résultats.

Considérations sur les hernies du diverticule de Meckel

OBSERVATION I (personnelle). — *Hernie crurale droite irréductible contenant uniquement un diverticule de Meckel étranglé. Résection du diverticule. Cure radicale. Guérison.* — M. G..., 66 ans, cultivateur, demeurant à la Jaille-Yvon, Maine-et-Loire, entre à la clinique Saint-Louis le 7 décembre 1904.

Il n'a jamais eu de maladies jusqu'à 25 ans. Pendant son service militaire en Algérie il a fait des excès alcooliques nombreux : il n'a eu que trois petits accès de fièvre sans gravité. Depuis son retour en France il n'a jamais eu de maladies et, depuis son mariage, à l'âge de 35 ans, il est beaucoup plus sobre. Il dit n'avoir jamais eu de maladies vénériennes. Nous notons que sa femme a fait deux fausses couches à 3 mois. Le seul antécédent morbide à noter chez ce malade est la répétition de coliques qui sont apparues à l'âge de 25 ans et qui se renouvellent depuis, à des intervalles variés, plusieurs fois par an. La douleur débute brusquement tantôt au creux épigastrique, tantôt au bas ventre; elle est très vive, à pousser des cris, à se rouler par terre, dit le malade. La crise s'accompagne de vomissements alimentaires, glaireux et bilieux. Pendant la crise, la constipation existe et le ventre se ballonne; il y aurait eu de la fièvre à plusieurs reprises. La crise dure tantôt cinq ou six heures, tantôt plusieurs jours, et la douleur n'est calmée que par des piqûres de morphine. Il est assez difficile de dire à quoi sont dues ces poussées douloureuses. S'agit-il de coliques néphrétiques, hépatiques? Cela est possible;

mais nous devons noter que le malade n'a jamais eu d'ictère ni de gravelle.

Dans les premiers jours de décembre, le malade constate dans l'aine droite une petite grosseur, qu'il appelle une glande. Elle grossit les jours suivants. Dès le second jour elle est devenue douloureuse. Le 7 décembre, le volume et la douleur augmentant, le malade fait appeler le Dr Pasquier, de Saint-Martin-du-Bois, qui pratique sans succès des tentatives prudentes de taxis et qui m'envoie alors son client. Celui-ci n'a jamais eu d'arrêt des matières ni des gaz. Il est allé à la selle presque tous les jours, le 6 décembre au matin en particulier. Au début des accidents, il a eu quelque gêne pour uriner, mais ce trouble n'a duré que le premier jour. Il a eu également quelques douleurs dans la cuisse droite.

Pas de vomissements ni de nausées. A son arrivée à ma clinique (il a fait pour y venir près de 500 mètres à pied, malgré la douleur qui le courbe) je constate les faits suivants :

M. G... est un homme sec, à figure énergique; il attire immédiatement mon attention sur la grosseur qu'il porte dans l'aine. Cette grosseur, du volume d'un petit œuf, est située à la partie tout interne et supérieure du triangle de Scarpa, remontant même sur la paroi abdominale. Elle est douloureuse à la pression ; la peau qui la recouvre est très rouge. Elle présente un peu de mobilité latérale. En prenant les points de repère, on peut constater qu'elle est en grande partie sous-jacente à l'arcade et le doigt introduit dans le canal inguinal confirme ces constatations.

Le ventre est très légèrement ballonné et est un peu sensible au voisinage de l'arcade crurale. La T. est de 37°,9 sous l'aisselle, le pouls à 90°.

Mon diagnostic est hésitant entre adénite et hernie enflammée, épiplocèle ou vieux sac enflammé. L'absence de troubles abdominaux me fait plutôt pencher vers un sac inhabité. Le malade étant endormi, je fais une incision verticale sur la tumeur, en remontant sur le ventre. J'arrive sur un sac entouré de graisse ecchymotique. J'incise prudemment les couches extérieures; comme elles deviennent de plus en plus sanguinolentes, noirâtres et confuses, je fends l'arcade et je puis alors couper le péritoine en tissu sain. Le doigt, introduit par cette incision au-dessus du sac, constate qu'une anse intestinale s'engage dans le sac herniaire. Celui-ci est incisé depuis son collet jusqu'à son extrémité inférieure. Il ne contient qu'un peu de sérosité et est adhérent en plusieurs endroits à l'intestin qu'il contient. Ces adhérences sont intimes au niveau du fond du sac et plus lâches dans plusieurs autres points. En tirant alors sur l'intestin libéré, on se rend compte de sa nature diverticulaire. Ce diverticule est long de 7 à 8 centimètres et est partagé en deux parties. L'une, intra-abdominale de 2 à 3 centimètr..., est du calibre de l'intestin grêle, sur lequel il s'insère en s'évasant; l'autre, intra-sacculaire, est très dilatée en ampoule et indurée; entre les deux une zone ecchymotique correspondant à la constriction du collet.

J'attire l'anse grêle qui porte le diverticule et je circonscris, avec deux pinces caoutchoutées le bord convexe et les parties des faces voisines de l'appendice : les pinces sont placées à bonne distance du bord convexe, de façon à avoir du champ pour les sutures intestinales. Une pince est mise sur le diverticule, à 2 centimètres de son insertion, et je le coupe alors au ras de cette pince. Par suite de la rétraction, le bout diverticulaire restant disparaît presque et sa section semble être une incision longitudinale du bord convexe de l'intestin, sur une étendue de 3 à 4 centimètres. Cette fente est fermée par deux plans, l'un total, l'autre séroséreux.

L'anse intestinale est rentrée, le sac réséqué et l'orifice crural bouché par affaissement de l'arcade sectionnée sur le muscle pectiné.

Les suites immédiates ont été des plus simples et le malade a guéri sans incident local. Mais, une fois rentré chez lui, au bout de 14 jours, il a été atteint d'une phlébite *gauche*, qui a nécessité une quinzaine de jours de repos.

Cette observation est intéressante :

1° Par l'histoire clinique qui semble bien être celle d'une diverticulite herniaire à rechute ;

2° Par le fait qu'il n'y a peut-être pas d'autre cas où l'étranglement, primitif ou secondaire du diverticule ait été constaté aussi nettement ;

3° Par la complication tardive de phlébite *gauche* après une résection de diverticule contenu dans une hernie droite, phlébite survenue tardivement et non précédée d'infection locale de la région opérée.

Cette observation m'a fourni l'occasion de faire quelques recherches sur les hernies diverticulaires et, en particulier, sur leurs accidents. L'histoire des hernies du diverticule de Meckel a été écrite à plusieurs reprises. Mais il me semble que les documents n'ont pas toujours été interprétés correctement. J'ai relu les travaux les plus importants parus en France sur ce sujet et, en particulier, les thèses de Cazin et de Blanc, celle-ci publiée il y a quelques années. Je me suis ainsi convaincu que les accidents des hernies diverticulaires n'étaient pas suffisamment étudiés; qu'en particulier la distinction entre l'étranglement et l'inflammation du diverticule n'était pas faite pratiquement et qu'il y avait lieu de préciser un point intéressant de chirurgie.

Je laisse de côté les hernies ombilicales *du nouveau-né*. On sait que le diverticule peut s'y trouver comme seul habitant du sac, qu'il peut ainsi être compris par mégarde dans la ligature de l'accoucheur et qu'il en résultera une fistule intestinale à l'ombilic. On sait également que, dans cette région, le diverticule peut être le point de départ de prolapsus curieux, de tumeurs ombilicales. Mais ces faits ne me retiendront pas et je me bornerai à étudier les hernies *acquises*.

Dès 1698, Ruysh signalait la possibilité du déplacement des diverticules et les observations de Littre (1700), de Méry (1701) venaient en démontrer l'existence. Dans les ouvrages de Wrisberg, Fabrice de Hilden, Gunz, Morgagni, Amyand, Vylhoorn, Palfyn, Meckel[1], on retrouve des exemples de déplacements diverticulaires. Dans les dernières années, des observations plus précises, non plus seulement nécropsiques, mais chirurgicales, ont éclairé cette intéressante question. Nous les retrouverons au cours de cette étude.

Les hernies diverticulaires doivent être divisées en simples et compliquées, en pures et complexes. Une hernie diverticulaire pure contiendra seulement l'appendice de Meckel ; complexe, elle renfermera en outre d'autres organes abdominaux. Une hernie compliquée sera atteinte d'inflammation ou d'étranglement.

Nous allons d'abord donner des exemples de ces différentes variétés et nous essaierons ensuite d'en fixer quelques caractères.

HERNIES NON COMPLIQUÉES

Hernies complexes. — En voici un cas de mon ami Siron, de Maubeuge. Je l'emprunte à la thèse de Blanc :

Obs. II (Siron de Maubeuge). — Un jeune garçon de 8 ans 1/2 a une hernie inguinale droite existant depuis la naissance, grosse comme une mandarine et ne pouvant rester maintenue par un bandage tout à fait inefficace. Facilement réductible, peu sonore à la percussion, elle entraîne le testicule à l'anneau inguinal en se réduisant. Le diagnostic porté est : hernie avec épiploon adhérent au fond du sac.

Opération. — Ouverture du sac ; une anse de l'intestin grêle apparaît très mobile du côté du ventre. Le sommet de

[1] Cités par Cazin, page 91.

l'anse, au contraire, est plus fixe; dans les manœuvres faites pour le mobiliser, on retourne un sac séparé du premier par un rétrécissement. On voit alors, partant de la convexité de l'anse, un conduit large comme un pouce, long de 7 à 8 centimètres, terminé en cul de sac et venant adhérer au fond près de la tête de l'épididyme. Son aspect, sa structure paraissent ceux de l'intestin grêle. C'est le diverticule de Meckel. Le Dr Siron le libère et le réintègre dans le ventre. Guérison en trois semaines.

Hernies diverticulaires pures. — *Les unes ont été constatées à l'autopsie.* En voici deux comme exemple :

1° Observation de Littre (Obs. III) : « Dans l'aine droite existe un appendice libre représentant un cône dont la base est tournée du côté du corps de l'intestin, lequel est resté de calibre normal. Le diverticule est aplati devant et derrière, un peu au-dessous des anneaux; sa longueur mesure 3 pouces et 8 lignes, sa largeur 1 pouce 2 lignes à son commencement, 10 lignes à sa fin. »

2° Observation de Cazin (résumée) (Obs. IV) : « Un diverticule long de 12 centimètres rempli par des matières demi-molles, ne présentant aucune trace d'inflammation, part du bord libre de l'iléon, à 30 centimètres du cæcum, et fait hernie par le canal inguinal. Le sac herniaire est complet, de même forme que le diverticule, dont l'extrémité inférieure lui adhère assez intimement. »

D'autres cas ont été constatés par l'opération :

Obs. V (Blaud Sutton, résumée *in* Blanc, p. 32). — Un homme de 50 ans souffrait d'une hernie inguinale irréductible à droite. La partie supérieure du scrotum était occupée par une grosseur du volume d'un œuf de poule; elle était transparente, mais on pouvait facilement distinguer un cordon arrondi qui remontait le canal inguinal.

Opération. — Dissection des enveloppes du sac. Ouverture

du sac, issue de 60 grammes de liquide jaunâtre. Le bout supérieur du kyste semblait être bouché par du tissu qui ressemblait à de l'intestin. Une seconde incision fut faite au-dessus du sac et on trouva un repli d'intestin qui occupait tout le canal inguinal et dont le bout inférieur était si solidement adhérent au sac qu'il fut nécessaire de détacher le kyste par des incisions laissant un morceau circulaire adhérent à l'extrémité de l'intestin. Ensuite la partie de l'intestin qui formait la hernie fut tirée en bas et on découvrit que c'était un grand diverticulum de Meckel persistant.

Obs. VI (Mignon, *Société de Chirurgie*, 1902). — *Diverticule de Meckel inclus dans un sac de hernie inguinale droite.* — Je vous présente un diverticule de Meckel que j'ai trouvé la semaine dernière dans un sac de hernie inguinale droite, chez un homme de vingt-deux ans.

La hernie n'avait jamais donné lieu à aucun trouble intestinal ayant attiré l'attention du malade. On sentait dans le sac un cordon dur, que j'avais cru être de l'épiploon adhérent.

C'est la direction verticale des fibres musculaires de la paroi du diverticule qui m'a fait faire le diagnostic du contenu de la hernie, au moment de l'ouverture du sac.

Le diverticule était aplati et adhérent au fond et à la partie externe du sac. Il avait une longueur de 7 centimètres et un calibre égal à celui de l'iléon. Son extrémité inférieure, renflée et un peu indurée, était recouverte de grosses veines turgescentes. En tirant sur sa partie supérieure, j'ai facilement amené au dehors son implantation sur le bord convexe de l'intestin grêle.

Vous voyez qu'il est entouré d'une gaine séreuse très lâche et très riche en vaisseaux; mais il ne possède pas de méso. Sa paroi musculaire est épaisse, à fibres nettement longitudinales. Sa muqueuse présente des replis transversaux très réguliers et, après avoir fendu le diverticule, on constate qu'il se termine, en dedans, en doigt de gant, avec une érosion de la muqueuse à son extrémité.

J'ai traité ce diverticule comme s'il s'était agi d'un appendice cæcal. Je l'ai étranglé à sa base avec un fil circulaire en bourse de façon à assurer la coprostase. Je l'ai réséqué à 10 ou 12 millimètres au-dessous du fil; j'ai excisé la muqueuse et éversé en dedans les lèvres du moignon, que j'ai fermées par des points de Lembert.

La guérison du malade se fait sans incident.

COMPLICATIONS DES HERNIES DIVERTICULAIRES

Ce chapitre intéressant repose sur des documents anciens et sur des documents récents.

Les premiers, malheureusement, sont très obscurs, par suite de l'insuffisance des opérations qui ne permettaient pas souvent de trouver exactement la cause d'un phlegmon stercoral, d'une fistule fœcale, et qui ne distinguaient pas suffisamment l'appendice cæcal du diverticule de Meckel.

Les documents plus récents, les relations d'opérations modernes sont certes plus nets, mais souvent encore ils ont besoin d'interprétation.

Les accidents qui peuvent survenir dans une hernie diverticulaire sont l'inflammation et l'étranglement.

1° *L'étranglement vrai* ne repose pas sur des observations probantes. Blanc en cite deux qui, à mes yeux, ne sont que des diverticulites ou un étranglement banal de l'intestin.

Obs. VII (Kirmisson, *Hernie inguinale gauche diverticulaire étranglée*). — Il s'agit d'un jeune homme, 19 ans, porteur d'une hernie incomplètement réductible, accompagnée d'hydrocèle vaginale. Il y a trois mois, ponction d'hydrocèle; il y a quinze jours, nouvelle ponction suivie de signes de péritonite pendant deux jours; la hernie reste douloureuse, puis devient soudain irréductible; vomissements alimentaires, puis bilieux. M. Kirmisson voit le malade dix-sept heures après le début des accidents.

Kélotomie immédiate. Intestin congestionné sans lésions sérieuses. Diverticule de M. de 7 centim. de long, partant du sommet de l'anse herniée et adhérent par son extrémité au fond du sac. Dissection de l'adhérence et réduction dans le ventre. En dépit de l'opération, les phénomènes d'étranglement persistèrent et le malade mourut dix heures après.

L'autopsie montra qu'il n'y avait pas de péritonite : l'intestin et le diverticule, communiquant largement avec lui, n'avaient pas de perforation.

A la lecture de cette observation, il semble bien qu'il y avait étranglement d'une anse intestinale. On ne dit pas que l'appendice fût étranglé ou enflammé.

Obs. VIII (Méry, citée par Blanc). — Jeune homme de 18 ans, affecté d'une hernie scrotale, vomissant des matières fécales depuis quatre ou cinq jours; tentatives de réduction. Après un certain temps, la tumeur disparut presque entièrement, « il resta seulement dans l'aine une espèce de cordon qui, en se prolongeant jusque dans le fond du scrotum, diminuait insensiblement de grosseur ». Mort après un mieux apparent, un jour après l'entrée à l'Hôtel-Dieu; la tumeur s'était reproduite.

Autopsie. — Intestin grêle enflammé : dans les bourses, on trouva un repli de l'iléon qui, étant déployé, avait bien 4 ou 5 pouces de long; il était vide; les membranes étaient épaisses; sa couleur d'un rouge très foncé, et ses vaisseaux étaient très gonflés. L'épiploon qui l'accompagnait lui était adhérent, ainsi qu'au sac herniaire. C'est cette membrane qui, probablement, était restée dans le sac après la réduction.

Broca[1] concluait que, dans ce cas, il s'agissait d'inflam-

[1] *De l'étranglement des hernies abdominales.*

mation et non pas d'étranglement, comme le pensait Méry. Aujourd'hui nous dirions, conformément à l'opinion de Broca, mais avec des termes différents, qu'il s'agit d'un cas de diverticulite herniaire ayant amené l'irréductibilité de la hernie. La hernie a été réduite par le taxis, mais la diverticulite n'en a pas moins continué à évoluer, ainsi que la péritonite la compliquant.

Ainsi, ces deux observations de Kirmisson et de Méry, qui sont les seules présentées par Blanc, c'est-à-dire par un auteur récent, comme des étranglements diverticulaires, ne sauraient garder cette étiquette. Sans rejeter la possibilité de l'étranglement vrai du diverticule, nous devons donc, pour le moment, conclure qu'il n'est pas démontré par les faits.

Dans mon observation, j'avais cru un instant qu'il s'agissait d'un véritable étranglement : en effet, l'appendice iléal y paraît bien étranglé; il porte un rétrécissement manifeste, ecchymotique, au niveau du collet du sac. Mais, en y regardant de plus près, il semble bien difficile de démontrer : 1° que l'oblitération était complète et 2° que l'étranglement, s'il existe réellement, n'est pas consécutif à l'inflammation et à l'épaississement des parois diverticulaires; car, si la portion intra-abdominale de l'appendice est à peu près souple, son extrémité inférieure est épaissie et légèrement indurée; les ecchymoses du rétrécissement sont peut-être dues au taxis et non pas seulement au collet du sac. En un mot, si, dans notre cas, il est possible que l'étranglement soit primitif, cela n'est pas démontré anatomiquement et la marche des accidents serait plutôt en faveur d'une inflammation précédant l'étranglement.

On pourrait penser que, dans certaines conditions, l'engagement soudain de corps étrangers dans le diverticule puisse en amener l'étranglement, ou au moins l'engouement. Témoin l'observation suivante :

Obs. IX (*Hist. de l'Acad. des Sciences*, 1723, p. 30-32. *In* Cazin). — Un portefaix de La Flèche, robuste, attaqué depuis huit ans d'une hernie incomplète qu'il faisait rentrer facilement, sentit tout à coup une extrême augmentation de son mal. La hernie devint grosse comme le poing, longue de cinq à six doigts, très dure ; en même temps le malade eut des douleurs très vives et des vomissements fréquents. M. Farcy, qui rapporte ce fait, n'osa faire la réduction à cause de la grande dureté qu'il trouvait ; celle-ci était telle qu'on a[illegible] cru à une tumeur osseuse. Le malade fut quatre jours sans aller à la selle, puis il y alla naturellement pendant le reste de la maladie. Cependant la hernie ne diminuait ni de dureté, ni de volume ; elle venait à suppuration. Le quatorzième jour l'opération fut faite. On tira quatre doigts de l'intestin pourri, d'où sortirent des os de pieds de mouton que le malade avait mangés la veille de son accident, puis « une autre partie à peu près égale de l'intestin, pareillement pourrie, s'étant naturellement séparée du vif ». Il resta une petite fistule stercorale complètement tarie et cicatrisée en trente-trois jours. Quoique l'observation soit forcément peu claire, on peut admettre qu'il y a eu étranglement à la suite de l'introduction des corps étrangers dans un diverticule ; mais il est aussi logique de croire que ces pieds de mouton ont provoqué une diverticulite avec phlegmon herniaire, comme ils auraient pu produire une péritonite par perforation si le diverticule avait été intra-abdominal.

Inflammation. — En réalité, dans les hernies du diverticule de Meckel l'*inflammation* tient la première place parmi les accidents et l'emporte beaucoup sur l'étranglement vrai. Il en est comme dans l'appendicite herniaire, et c'est un de ces caractères communs si nombreux qui rapprochent si étroitement les pathologies appendiculaire et diverticulaire.

Cette inflammation du diverticule peut arriver sans

cause appréciable ou succéder à un traumatisme, à l'introduction de corps étrangers : pieds de mouton dans l'observation citée plus haut, vers intestinaux dans celle qui suit.

Obs. X (résumée de Cazin, p. 98). — Hernie crurale gangrénée. Ouverture spontanée. Il sort des vers et un liquide fécal. Cette gangrène est survenue sans phénomènes abdominaux, ni vomissements, ni arrêt des gaz et des matières.

Une fistule stercorale s'établit et le malade meurt au bout d'un mois.

Autopsie. — Les intestins sont en bon état, mais il y a adhérence entre l'arcade crurale et un diverticule parti de l'iléon, ayant quatre pouces de long, dont le dernier détruit par la gangrène?

L'inflammation diverticulaire peut se traduire uniquement par des symptômes locaux accompagnés ou non de symptômes fébriles sans réaction abdominale. C'est le cas le plus fréquent : une hernie, en général peu volumineuse, devient douloureuse et irréductible; la peau est tendue, rapidement rouge. Le ventre est peu douloureux, pas distendu; il n'y a ni vomissements, ni constipation, ou du moins sans arrêt des gaz. La fièvre peut être modérée d'abord et s'élever ensuite si les accidents s'aggravent.

Tantôt la maladie va à la gangrène et au phlegmon stercoral. Les observations de ce genre sont assez fréquentes dans l'ancienne littérature. En voici une observation récente :

Obs. XI (Gross de Nancy, *in* th. de Grandjean, Th. de Nancy, 1901). — X..., âgé de 52 ans, entre au service de M. le Dr Gross, en février 1901, porteur depuis un an environ d'une fistule stercorale siégeant à gauche, au niveau de la région correspondant au canal inguinal.

Au mois de novembre 1898, le malade vit survenir au pli de l'aine une grosseur qui augmenta sensiblement de volume. Un médecin consulté lui dit qu'il était porteur d'une hernie.

Trois mois après l'apparition de cette tumeur, à la suite d'un effort, dit-il, cette tumeur se serait rompue, un orifice se serait formé livrant passage aux matières et aux gaz. A ce moment les téguments étaient rouges, la tumeur n'était pas douloureuse, il n'existait pas de phénomènes péritonéaux, le malade ne vomissait pas, son état général était bon.

A son entrée à l'hôpital, on constate dans la région inguinale gauche une fistule fécale unique menant à une cavité suppurante. Le trajet de la fistule semble direct et le stylet s'y engage d'au moins 6 centimètres.

Les matières qui en sortent sont liquides. Le malade continue à avoir des selles rectales. Pendant qu'on le préparait à l'opération, il fut atteint d'une pneumonie double qui l'emporta.

Le diagnostic était incertain. On ne pouvait penser à un phlegmon herniaire ouvert, en l'absence des symptômes généraux ou locaux. Le cancer ou la tuberculose étaient improbables en raison de l'excellent état général.

A l'autopsie, une anse grêle distante de 60 à 70 centimètres de la valvule iléocæcale, était adhérente à la paroi par un long diverticule s'engageant dans le canal inguinal. Ce diverticule était adhérent par sa partie inférieure et par sa partie postérieure au péritoine. Nous avons pensé tout de suite à un étranglement du diverticule de Meckel, étranglement de la partie tout inférieure de ce diverticule, ce qui explique l'absence presque complète de symptômes.

L'examen histologique a montré qu'il s'agissait d'un diverticule de Meckel dont la muqueuse présentait des lésions de nécrose massive avec infiltration œdémateuse et thrombose capillaire du tissu sous-muqueux.

Au lieu d'aller vers l'abcès, les accidents s'amendent parfois et tout rentre spontanément dans l'ordre. Il doit en être souvent ainsi, car les diverticules qu'on a enlevés ou constatés dans des cures de hernies non compliquées étaient ordinairement adhérents au sac, quelquefois intimement, surtout à l'extrémité du conduit cæcal.

Il est bien évident que ces adhérences sont des reliquats d'inflammations anciennes refroidies spontanément.

Ces adhérences inflammatoires sont plus prononcées à l'extrémité du diverticule. D'ailleurs, quand celui-ci est enflammé à l'intérieur du ventre, c'est également presque toujours par son fond qu'il l'est le plus, c'est par son fond qu'il est adhérent à la paroi abdominale, au mésentère, au cul de sac de Douglas, etc.

Les inflammations du diverticule peuvent récidiver. C'est la diverticulite à rechute qui peut tout aussi bien exister dans une hernie qu'à l'intérieur du ventre. Je ne serais pas surpris que dans mon observation les accidents douloureux récidivants n'aient été de cette nature et qu'ils aient laissé comme signature les adhérences anciennes trouvées à l'opération.

Cette diverticulite herniaire à rechute serait absolument comparable à l'appendicite herniaire à rechute, dont j'ai eu l'occasion d'observer un cas très typique.

Obs. (résumée) *d'appendicite herniaire à rechute.* — Femme de 68 ans, prise soudain de douleurs violentes dans une hernie crurale irréductible. Quelques vomissements. M. Papin, interne des hôpitaux de Paris, pense à un étranglement et pratique un taxis doux sans résultat.

En interrogeant la malade, on apprend qu'elle a eu, à huit ou dix reprises, des douleurs dans la même région. Ces douleurs étaient accompagnées ou non de vomissements et de fièvre. La malade, qui ne croyait pas avoir de hernie, ne se montrait pas au médecin. Un repos de deux à huit jours faisait tout disparaître.

Diagnostic d'épiplocèle enflammée.

Opération. — Sac contenant du liquide en petite quantité, 5 ou 6 gr., et un appendice adhérant dans toute son étendue au sac. Résection de l'appendice, après avoir coupé l'arcade crurale et amené le cæcum dans la plaie. Guérison sans incident.

Lorsque le diverticule est contenu dans une hernie avec d'autres organes, l'intestin, l'épiploon, dans les cas, en un mot, de hernie diverticulaire complexe, l'appendice iléal peut déterminer des accidents variés. *En s'enroulant* autour d'une anse, il peut l'étrangler et devenir alors un agent d'étranglement intra-sacculaire. *En s'enflammant*, il peut communiquer son inflammation à une hernie ordinaire et jusque-là parfaitement réductible, la rendre douloureuse et irréductible, c'est-à-dire la rendre semblable à une hernie étranglée. Il fait alors ce que ferait un appendice enflammé au milieu d'organes herniés. Broca avait déjà pensé que l'inflammation des hernies pouvait reconnaître comme cause la présence de diverticules ou d'appendices enflammés : « l'étude de ces faits singuliers jette un certain jour sur les accidents à marche subaiguë dont quelques hernies deviennent le siège et sur les tumeurs stercorales qui ne s'accompagnent ni de vomissements, ni de constipation, ni de phénomènes généraux, et qu'on a si souvent prises pour des abcès et ouvertes comme tels. »

En somme, il est très plausible d'admettre qu'une hernie ordinaire peut présenter tous les phénomènes de l'inflammation telle que Gosselin la décrivait, et que ces phénomènes peuvent n'être que la conséquence d'une appendicite ou d'une diverticulite intra-sacculaire.

L'inflammation du diverticule hernié peut donc amener des abcès stercoraux, des fistules ; elle peut se propager au péritoine et déterminer une péritonite, soit spontanément, soit qu'au cours d'un taxis (Obs. de Méry) ou d'une kélotomie, on réintègre dans le ventre l'organe infecté. (Dans l'observation de Kirmisson, il est bien possible qu'il se soit passé quelque chose de semblable.) L'inflammation diverticulaire peut enfin s'éteindre, mais en laissant souvent après elle des adhérences plus ou moins fortes : le diverticule devient ainsi un point fixe au niveau duquel l'intestin peut se tordre, se couder : mais ces adhérences herniaires ne sont pas différentes de celles que peut contracter l'appendice meckelien à l'intérieur du ventre. On peut aussi admettre que, dans ces cas, le diverticule adhérent reste enflammé chroniquement, sujet à des récidives aiguës, au cours desquelles l'inflammation gagnera de proche en proche l'intestin qui porte l'appendice et finira par le rétrécissement ou même par le perforer (Observations XIII et XIV de la thèse de Cazin).

Au point de vue pratique, si nous voulons maintenant tirer une conclusion des faits que nous venons de signaler, nous dirons que les hernies diverticulaires non compliquées ont été et seront encore des trouvailles d'autopsie ou d'opération ; que, parmi les accidents, l'inflammation seule est à considérer et qu'une notion précise de son existence peut éviter de dangereuses erreurs. Supposons en effet une hernie irréductible et douloureuse. Nous savons que dans ces cas, si l'irréductibilité est récente, le taxis est sans danger dans les étranglements ordinaires.

Il en serait vraisemblablement et logiquement de même dans l'étranglement diverticulaire, si cet étranglement existait réellement ; mais nous avons vu que ce qu'on désignait sous ce nom n'était autre chose qu'une diverticulite herniaire. On ne peut donc songer à pratiquer le taxis dans les cas où on peut soupçonner dans une hernie la présence d'un appendice enflammé, d'un appendice cæcal ou iléal.

Or, si on ne peut arriver à un diagnostic certain, on peut tout au moins avoir des présomptions sérieuses : les hernies enflammées en question sont plus chaudes, plus uniformément douloureuses sans que le collet soit notablement plus sensible ; les phénomènes abdominaux sont nuls ou relativement modérés; au lieu d'hypotermie, on peut observer une fièvre légère ou même une vraie fièvre. Dans ces cas, il faut bien se garder de faire le taxis. On réussirait à communiquer au ventre l'infection localisée à la hernie.

Que faut-il faire du diverticule de Meckel quand, à l'opération, on le rencontre dans une hernie ?

Si la hernie ne présente aucun accident, on peut peut-être discuter l'opportunité d'une résection du diverticule. En effet, on opère ordinairement un hernieux après lui avoir dit qu'il ne court aucun danger; d'autre part, cette résection diverticulaire, bien qu'à peu près anodine, ajoute cependant à la cure radicale un temps opératoire qui peut avoir des suites graves. Je comprends donc que dans ces cas on puisse songer à rentrer le diverticule comme l'intestin lui même. Pour ma part, le diverticule doit toujours être réséqué quand on le rencontre dans une hernie, pour toutes les raisons qu'on donne en faveur de l'ablation de l'appendice hernié et qui sont valables quand il s'agit du diverticule.

A fortiori, la résection devient-elle indispensable quand on se trouve en présence d'accidents simulant l'étranglement ou l'inflammation du diverticule. Nous avons vu combien doit être rare l'étranglement vrai, comparable à celui de l'intestin, combien par contre l'inflammation est la règle. Il sereit donc tout à fait illogique de rentrer dans le ventre un organe tout prêt à infecter la grande séreuse.

Il faut donc réséquer le diverticule hernié. Quelle méthode employer?

La simple ligature a été faite dans un cas de diverticulite intra-abdominale sans succès, par Picqué.

Cette méthode a comme avantages : 1° sa rapidité; 2° l'absence de rétrécissement intestinal.

Son inconvénient saute aux yeux : elle laisse béante une cavité muqueuse, qu'on peut sans doute cautériser, mais dont il est bien difficile d'assurer la désinfection totale. On ne saufait comparer, à ce point de vue, l'appendice cæcal étroit au diverticule souvent aussi large que l'intestin.

La ligature avec enfouissement a l'avantage d'isoler le moignon de la grande cavité péritonéale et d'être également rapide. Mais le reproche qu'elle mérite, au moins théoriquement, est d'engager dans la lumière de l'intestin un bouchon latéral qui la rétrécit notablement et qui peut devenir le point de départ d'accidents tels que l'invagination.

Cet inconvénient devient beaucoup plus considérable quand l'implantation du diverticule est indurée par l'inflammation, ainsi que la partie voisine de l'anse grêle.

L'entérorrhaphie latérale en deux plans a comme avantages : 1° d'enfouir les sutures muqueuses perforantes, par conséquent d'être aussi propre que la ligature avec enfouissement du moignon; 2° de rétrécir au minimum le calibre de l'intestin. Dans les cas où le diverticule est sain à sa base d'implantation, on peut même faire les sutures presque sans empiéter sur l'intestin grêle, si bien que celui-ci, l'opération une fois finie, n'est pour ainsi dire pas déformé. Il est bien évident que, lorsque le diverticule est enflammé et induré à sa base, l'entérorrhaphie latérale sera forcée de prendre sur les parois de l'anse grêle et, par conséquent, la déformera plus ou moins; mais même alors elle nous semble supérieure à la ligature avec enfouissement. Car s'il est toujours facile d'enfouir un moignon terminal, presque toujours aisé d'enfouir latéralement dans le cæcum un moignon appendiculaire, il sera toujours plus difficile, dans ces cas où l'inflammation a gagné l'intestin grêle, d'enfouir un gros moignon diverticulaire qu'une simple ligne de sutures.

Des troubles urinaires au cours de l'évolution des fibromes

Les troubles urinaires qui apparaissent au cours de l'évolution des fibromes ont frappé tous les observateurs. C'est souvent à cause d'eux que les malades viennent nous consulter et, pendant mon passage dans le service de mon cher maître, le professeur Guyon, j'ai vu de nombreuses femmes qui venaient à la consultation pour des maladies de vessie et qui n'avaient autre chose qu'un fibrome.

Ces troubles peuvent être divisés de bien des façons, mais je me contente, pour le moment, de les classer en deux catégories : urétro-vésicaux et urétéro-rénaux.

Les premiers sont de beaucoup les plus fréquents et il est rare, si on interroge bien les femmes fibromateuses, qu'elles n'avouent en avoir été incommodées à un moment ou à un autre de leur maladie.

Tantôt c'est un peu de fréquence des mictions, surtout au moment des règles, tantôt des sensations de douleur, de cuisson en urinant. Il suffit d'être un peu prévenu pour songer à la matrice et d'autre part pour éliminer une infection vésicale, les urines étant parfaitement claires.

Parfois, cependant, la *pollakiurie* devient si prononcée, les douleurs sont si vives, que le diagnostic de cystite se présente tout d'abord à l'esprit. Il sera pourtant bien facile à éliminer si on a comme principe absolu d'examiner toujours l'utérus des femmes qui se plaignent de la vessie. J'ai opéré, il y a deux ans, une femme de Bressuire qui se faisait traiter depuis très longtemps par des lavages et des instillations. Une hystérectomie abdominale la débarrassa sans incident d'un petit fibrome de 300 grammes et de ses malaises.

La pollakiurie extrême peut amener une *fausse incontinence*.

Quant à l'*incontinence vraie* sans rétention, je ne la crois pas très fréquente au cours des fibromes. Je n'en ai observé qu'un cas et je ne suis pas bien sûr qu'il ne se soit pas agi d'une incontinence hystérique. La malade, une femme de 37 ans, présentait ce symptôme depuis un an environ quand je l'examinai en mars 1901. Elle avait un petit fibrome de la face antérieure, pour lequel le traitement électrique avait été institué quelques mois. Malgré l'aspect nerveux de la malade, je proposai une laparotomie, qui me permit d'enlever, par myomectomie, un fibrome gros comme une forte mandarine, implanté sur la partie inférieure de la face antérieure de la matrice, c'est-à-dire en rapport intime avec la vessie. Indépendamment de la myomectomie, je raccourcis les ligaments ronds et les ligaments larges. La malade guérit complètement. Son incontinence n'est plus reparue, au moins pendant les deux premières années; j'ai perdu depuis la malade de vue. Il est bien possible que cette maladie ait été guérissable sans opération; si j'avais à la traiter aujourd'hui, je commencerais d'abord par des injections paraduremériennes qui m'ont donné, dans plusieurs cas d'incontinence nerveuse, de très beaux résultats. Mais je n'employais pas alors cette méthode et, comme la malade avait été traitée longtemps, je me crus autorisé à faire une intervention.

Bien plus que l'incontinence vraie ou fausse, la *rétention* est le symptôme urinaire par excellence des fibromes. C'est aussi le plus tapageur, le plus douloureux. Je dirais volontiers que son diagnostic s'impose; mais, cependant, ici comme chez les autres rétentionnistes, il peut s'établir une incontinence par regorgement qui fait méconnaître la réplétion vésicale. C'était le cas dans une de mes observations.

Toutes les variétés de rétentions complètes ou incomplètes peuvent s'observer, mais celles-ci passent souvent inaperçues.

D'une façon générale, la congestion menstruelle est la cause occasionnelle de la rétention. Mais d'autres conditions physiques ou physiologiques peuvent l'entraîner également en dehors ou au moment de la période des règles. Une de mes malades n'était prise de rétention que la nuit. Une autre attribuait sa paralysie à un trop grand retard volontaire, ou bien à la marche.

Quoi qu'il en soit de leur mécanisme, ces rétentions au cours des fibromes ne peuvent être méconnues et cela est heureux, car leur persistance pourrait entraîner les complications les plus graves du côté des reins.

Il serait bien plus intéressant de savoir si les phénomènes de rétention correspondent à une forme anatomique des fibromes. Mais, à ce point de vue, on est réduit à des probabilités. Tous les fibromes peuvent, en effet, à un moment donné de leur évolution, déterminer de la rétention ; c'est lorsqu'ils ont atteint un développement intrapelvien assez considérable sans avoir encore quitté le bassin. Ces rétentions de la phase pelvienne des fibromes cessent d'ordinaire quand la tumeur a gagné l'abdomen.

Toutefois, si l'arrêt des urines peut s'observer dans toutes les formes anatomiques des fibromes (gros polype intravaginal[1], fibrome interstitiel de la face postérieure, fibrome sous-péritonéal et même pédiculé tombé dans le cul de sac de Douglas), il n'est pas moins certain que cette complication est surtout fréquente avec les fibromes du segment inférieur de l'utérus, fibromes intraligamenteux ou même sous-aponévrotiques ; elle n'est plus alors un incident passager de l'évolution morbide, comme dans les fibromes ordinaires ; elle constitue le danger le plus pressant d'une

[1] J'ai enlevé chez une femme de Saint-Florent un polype pesant un kilogramme et ayant déterminé de la rétention d'urine.

tumeur qui doit rester, au moins en partie, pelvienne pendant toute sa durée.

Sans parler des fibromes qui, restant enclavés pendant leur croissance, menacent l'uretère aussi directement que la vessie, les fibromes du segment inférieur qui prennent un développement abdominal ne le font qu'en étalant la vessie devant eux, en la refoulant en haut. Aussi doit-on, au cours de l'opération, faire des décollements très étendus, créer ainsi de vastes surfaces cruentées plus faciles à infecter. Dans une de mes observations, la présence de la vessie, sur presque toute la face antérieure d'un fibrome de huit livres, me rendit l'hystérectomie difficile et sanglante. La malade guérit, sans infection apparente, mais après avoir présenté des accidents de phlébite qu'on peut, sans trop d'invraisemblance, attribuer à l'étendue du décollement et à la multiplicité des plaies veineuses.

D'un diagnostic évident, les rétentions sont faciles à guérir et il est assez rare que le cathétérisme présente une réelle difficulté.

Elles ne doivent pas être considérées ordinairement comme un danger prochain. Mais, dans tous les cas, elles sont un avertissement et cela pour plusieurs raisons :

1° Si la rétention vésicale rapidement levée n'est pas une complication grave, il est néanmoins certain qu'elle ouvre la voie aux infections vésicales, à la distension aseptique ou septique des reins, pour peu qu'elle se prolonge et que les cathétérismes doivent être répétés quelque temps ;

2° Les fibromes à rétention vésicale sont plus souvent inférieurement situés par rapport à l'utérus et nous avons vu que leur développement ne peut se faire qu'en créant des conditions anatomiques défavorables à l'acte opératoire lui-même et à ses suites. Quand un fibrome détermine de la rétention, pour peu qu'il manque de mobilité, il faut donc être porté à intervenir sans attendre une amélioration de l'évolution spontanée. Il ne s'en produit pas souvent dans les fibromes ordinaires, mais moins encore dans les tumeurs à développement pelvien.

Les *troubles urétérorénaux* peuvent être la conséquence des compressions et des rétentions vésicales, la distension des canaux se faisant progressivement de bas en haut; mais ils peuvent aussi succéder à la compression directe de l'uretère.

Celui-ci est exposé à la compression, soit contre les parois du bassin, soit au détroit supérieur.

Dans le premier cas, c'est un fibrome enclavé, dans le second, c'est un fibrome abdominal qui sont les agents de l'obstruction urétérale. Il est bon de constater qu'ordinairement un seul uretère est intéressé dans les fibromes, contrairement aux cas de cancer utérin où les deux canaux sont si fréquemment englobés dans les masses néoplasiques.

La compression de l'uretère par des fibromes pelviens est notée dans d'assez nombreuses autopsies (voir thèse Pourrat, Th. Paris, 1884). Quant au rôle des gros fibromes abdominaux, il a été également constaté à plusieurs reprises, mais c'est surtout par analogie qu'on peut en deviner l'importance.

On sait que, sur 34 autopsies de femmes enceintes, Olshausen a constaté 25 fois la dilatation urétérale. Il serait bien étonnant qu'un gros fibrome ne produisît pas les mêmes résultats, alors qu'il dure beaucoup plus longtemps qu'une grossesse.

La compression de l'uretère détermine une dilatation de ce canal, dont les dimensions deviennent 4 ou 5 fois plus considérables qu'à l'état normal.

Parfois le bassinet se distend en même temps. Il se produit alors de l'hydronéphrose, qui reste aseptique ou bien, s'infectant, devient une pyonéphrose.

Dans d'autres cas, la dilatation mécanique est peu marquée, mais les lésions de sclérose, si bien étudiées par mon maître Albarran, sont très prononcées, et en réalité ce sont elles, bien plus que les uronéphroses, qui amènent la déchéance du rein et de l'individu.

En pratique, il est extrêmement difficile de se prononcer sur l'état de l'uretère et du rein. Deux cas peuvent être étudiés successivement. Il existe une tumeur rénale appréciable, ou bien il n'y a que des signes fonctionnels ou même pas du tout de signes.

1er cas : Il existe une tumeur rénale. C'est l'exception et, d'une façon générale, la dilatation du bassinet n'est pas suffisante pour être reconnue à la palpation.

Dans les cas où elle est assez volumineuse, il peut s'agir d'hydronéphrose, nous en donnons plus loin une observation, ou de pyonéphrose. Dans sa thèse, Pourrat cite une observation de Pozzi où on fut obligé de ponctionner plusieurs fois une énorme pyonéphrose, avant d'enlever le fibrome. La malade mourut après l'hystérectomie. Aujourd'hui, il est bien évident qu'on ne ferait plus seulement une ponction, mais une large incision avec drainage et on n'opérerait la tumeur abdominale qu'après avoir attendu que la malade soit bien relevée et désinfectée.

Je n'ai pas à insister sur les moyens de rechercher une augmentation du rein. Je veux seulement dire qu'on fera bien de toujours y regarder.

2e cas : Il n'y a pas d'augmentation du rein. Il est alors extrêmement difficile de dépister les lésions rénales.

La douleur lombaire n'existe que rarement. On sait en effet qu'elle n'apparaît que si la mise en tension est rapide, ce qui n'est pas le cas dans les compressions par fibrome.

Les urines ne sont pas souvent modifiées dans leur quantité, grâce à la suppléance du rein indemne.

Parfois elles contiennent de l'albumine. Mais c'est assez rare et, même quand elle existe, elle y est en petite quantité. C'est d'ailleurs suffisant pour assombrir le pronostic et il est bon dans ces cas de prolonger la préparation de la malade avant l'opération.

En réalité nous n'avons qu'exceptionnellement des signes révélateurs des compressions urétérales, même quand elles sont doubles. Ne savons-nous pas en effet que l'anurie des cancéreuses utérines n'est souvent précédée d'aucun symptôme et qu'elle est vraiment alors la première manifestation de la compression urétérale ?

En face de cette évolution silencieuse des rétentions rénales, il serait certainement intéressant d'interroger la valeur et la perméabilité du rein par les procédés modernes ; on pourrait même essayer, comme on l'a fait pour les grossesses, d'étudier la valeur de chaque rein. A notre connaissance ces recherches n'ont pas été faites.

J'ai essayé dans un cas de faire la division des urines (obs. I), mais je n'ai pu, à cause du fibrome, placer ni le diviseur de Cathelin, ni celui de Luys. Cela n'avait pas d'ailleurs une grosse importance pratique. Car la rétention rénale était des plus évidentes et je voulais simplement contrôler, dans un cas clinique net, la valeur des diviseurs. Il est juste de dire que les rétentions rénales au cours des fibromes, qu'elles soient palpables ou latentes, vont rarement jusqu'à causer des accidents immédiatement graves.

Leur rôle est moins évident ; il consiste à amoindrir la valeur d'élimination du rein ; il rend les malades beaucoup plus vulnérables aux infections qui les menacent avant ou après l'opération ; l'intoxication lente dont leur organisme a souffert le rend incapable de lutter contre l'empoisonnement des anesthésiques ou contre les infections qui, en d'autres circonstances, fussent restées légères et inoffensives. On peut certainement expliquer par l'insuffisance rénale un certain nombre de morts survenues après des hystérectomies très correctes.

Il nous semble également que l'intoxication urineuse[1]

[1] J'emploi à dessein ce terme plus général que celui d'urémie. Car, dans certaines rétentions, il est bien difficile de savoir ce qui est attribuable à la résorption de l'urine ou à l'absence d'élimination des poisons.

par insuffisance rénale ou par arrêt plus ou moins complet de l'excrétion favorise singulièrement les troubles cérébraux. Ces troubles peuvent apparaître avant l'opération. Ils sont alors manifestement dus à la compression exercée par le fibrome, car ils disparaissent avec l'hystérectomie. C'est le cas de notre observation II. Mais nous nous demandons si ces troubles ne peuvent pas apparaître après l'opération et si certains cas de folies postopératoires ne sont pas dues à l'insuffisance des éliminations. Nous avons observé deux cas de folie après l'hystérectomie. Dans ces deux cas il y avait eu de la dysurie marquée.

Chez la première malade la folie a persisté : ses antécédents personnels et héréditaires très chargés ne permettent pas, sans doute, d'attribuer à l'intoxication urineuse un rôle causal qui doit être plutôt réservé à la prédisposition mentale. Mais cette intoxication peut avoir donné le signal des accidents cérébraux.

Dans le second cas, la folie n'a duré qu'une semaine. Cette malade, de Saint-Martin-de-Beaupréau, opérée en février 1901 à ma clinique, avait été rétentionniste à plusieurs reprises. Elle fut véritablement folle pendant 8 jours, ne reconnaissant personne, refusant la nourriture, se levant aussitôt que l'infirmière avait le dos tourné. Elle guérit d'ailleurs sans complication. Il ne me paraît pas irrationnel d'admettre que chez cette malade les symptômes cérébraux ont été dus à l'insuffisance rénale.

Observation I. — *Fibrome volumineux ayant entraîné une hydronéphrose droite, hystérectomie sus-vaginale. — Guérison complète avec disparition de l'hydronéphrose.*

Mme X..., 52 ans, Angers, fermière, vient me consulter en novembre 1904 pour une volumineuse tumeur abdominale. Ses antécédents n'ont rien de bien intéressant en dehors de la maladie qui l'amène. Réglée à 14 ans, elle s'est mariée à 22 et a eu deux accouchements normaux, pas de fausse couche. Les règles étaient régulières et duraient quatre ou cinq jours. Vers l'âge de 40 ans, elles deviennent progressivement plus abondantes, sans constituer néanmoins de vraies pertes. La malade se plaignait souvent de besoins fréquents et impérieux d'uriner, particulièrement au moment des époques mensuelles. A plusieurs reprises, dans ces derniers temps, elle eut de la difficulté à uriner, sans aller cependant jusqu'à la rétention complète. Elle n'a jamais été sondée. Depuis plusieurs années, la malade se plaint de douleurs dans le côté droit; ces douleurs reviennent par crises et ressemblent à des douleurs néphrétiques; elles sont suivies d'une abondante émission d'urine, la malade accuse en outre des douleurs sacrées et anales. A l'examen, je constate que Mme X... a un état général convenable; elle est assez maigre et de ce fait l'examen abdominal est simplifié. Le volume du ventre est augmenté; à la palpation, on sent une tumeur ronde et dure, légèrement mobile. Au toucher vaginal le cul de sac postérieur est occupé par une tumeur qui remplit tout le petit bassin, le col est repoussé en avant sous la symphyse, difficilement accessible.

Le cathétérisme, après mixtion, prouve la vacuité complète de la vessie.

Le palper lombo-abdominal montre nettement une tumeur ballottante dans la région rénale droite. Cette tumeur est un peu plus grosse que les deux poings et est plus douloureuse à la pression. Elle est incomplètement réductible dans la fosse lombaire. Le diagnostic est fibrome-utérin volumineux ayant amené probablement une rétention rénale droite. J'essaie la séparation des urines, sans insister d'ailleurs à cause de la douleur. Après la préparation d'usage, hystérectomie sus-vaginale le 10 novembre.

Le fibrome, pesant 5 livres, est composé d'une masse abdominale, implantée sur le fond de l'utérus, et d'une autre plus volumineuse, occupant la face postérieure.

Les suites ont été des plus simples; la malade a été

sondée le premier jour seulement, elle rendit près de 1.000 grammes de liquide; elle avait reçu 500 grammes de sérum. — Deux vomissements chloroformiques.

Le deuxième jour, à partir de midi, elle urina spontanément et, pendant les vingt-quatre heures suivantes, elle rendit 2 litres 1/2 d'urine extrêmement claire. Les jours suivants, les urines restèrent très abondantes, de 1.800 à 2.000 grammes jusqu'au dixième jour.

A partir de ce moment, elles baissèrent à 1.500, puis à 1.400 grammes, jusqu'à la sortie de la malade.

Le 23 novembre, au premier pansement, le palper lombo-abdominal ne décelait plus aucune tumeur rénale; le rein droit est toujours un peu abaissé, mais non augmenté de volume.

La malade est partie le 7 décembre en excellent état. Elle porte une sangle de Glénard et n'a jamais ressenti de douleurs depuis son opération. Les troubles vésicaux n'ont jamais reparu.

Obs. II. — *Fibrome ayant amené compression intense de la vessie avec hémorragie interstitielle de ses parois et gangrène de la muqueuse. — Urémie avec folie. — Hystérectomie sus-vaginale. — Guérison complète.*

Mme X..., d'Allonnes, m'est envoyée d'urgence, en août 1904, pour des symptômes urinaires, extrêmement inquiétants, occasionnés par un fibrome. Depuis déjà quelques mois, la malade accusait des difficultés et des douleurs dans la miction et son médecin lui avait conseillé une opération. Il avait fallu les accidents actuels très graves pour la décider à suivre cet avis.

Depuis la dernière semaine de juillet, les douleurs abdominales sont devenues violentes, les difficultés de miction extrêmes : la malade urine sans cesse, mais en faisant de grands efforts et en poussant des cris.

Quand elle arrive à ma clinique, le 12 août, elle a l'air hébété, ne répond à aucune question et se borne à hurler quand on la touche. Le ventre est volumineux, très tendu et défendu par une contracture musculaire intense. Le toucher vaginal, qu'il faut pratiquer de haute lutte, montre un petit bassin rempli par une masse dure. Le col, très court, est refoulé en avant.

La sonde, introduite dans la vessie, ramène environ 500 grammes d'urine noirâtre extrêmement fétide.

Je pratique un lavage. Le diagnostic est des plus simples, malgré les difficultés de la palpation abdominale. Il s'agit évidemment d'un fibrome ayant amené de la compression vésicale et de l'urémie secondaire à forme cérébrale.

Comme il est possible que les troubles cérébraux soient consécutifs à la rétention vésicale au moins autant qu'à la compression des uretères et que, d'autre part, l'état de la malade est alarmant, son agitation extrême, il ne nous paraît pas prudent de l'opérer avant d'avoir diminué l'intoxication de la malade par des purgatifs répétés et un sondage méthodique.

Pendant six jours, la malade est soumise à ces soins et absorbe de grandes quantités de lait et d'eau. Les lavages vésicaux sont moins sales mais contiennent toujours une notable quantité de sang noir.

Mme X..., qui a lutté pendant les deux premiers jours contre l'infirmière, accepte ensuite le sondage avec facilité, elle paraît même heureuse après le lavage. Elle est d'ailleurs aussi hébétée et il n'y a pas une parole à en tirer. Elle est rétentionniste et n'urine pas sans la sonde. Les douleurs reparaissent quand la vessie se distend, à l'approche du sondage qu'on répète cinq fois dans les vingt-quatre heures.

Opération le 18 août 1904.

Hystérectomie sus-vaginale. Gros fibrome abdomino-pelvien de 7 livres. L'opération ne présente pas de difficulté spéciale, elle permet une constatation très intéressante : la vessie est noirâtre, épaisse et indurée comme du carton.

Sutures en trois plans avec drainage abdominal. Les sutures musculaires ont été faites au catgut.

Les deux premiers jours qui suivent l'opération, la malade est violemment agitée. Il faut la maintenir de force dans son lit. Pansement le troisième jour, enlèvement des tubes.

Les suites opératoires proprement dites paraissent simples, la malade n'a eu 38° que le deuxième et troisième jour, sa température est devenue normale le sixième jour. L'agitation est tombée vers le troisième jour et la malade, complètement prostrée, s'est laissé soigner sans difficulté. Elle a commencé à répondre aux questions vers le sixième jour et est devenue à peu près ordinaire vers le quinzième jour.

Entre temps, à l'enlèvement des fils, le neuvième jour, j'avais constaté une éventration sous-cutanée. La malade, en s'agitant, avait fait sauter ses sutures. Je lui refis immédiatement, sous chloroforme, des sutures à la soie.

La malade resta très calme après cette seconde intervention; elle eut un peu d'infection autour de ces fils de soie que je lui retirai un à un avant son départ.

Elle partit le 15 septembre avec une petite fistulette entretenue sans doute par un dernier fil.

Les urines restèrent sales pendant une vingtaine de jours et fortement purulentes jusque vers le quinzième jour. Pendant toute cette période, la malade avait éliminé de véritables lambeaux de muqueuse[1].

Quand la malade quitta Saint-Louis, elle avait retrouvé un caractère gai, causait volontiers et répondait d'une façon très raisonnable à toutes les questions.

Je n'en ai pas eu de nouvelles depuis son départ.

Comme conclusion, nous dirons :

1° Qu'il faut se défier des fibromes qui amènent des troubles vésicaux et surtout de la rétention. — Ces fibromes

[1] A bien des points de vue il y a une ressemblance avec la cystite gangréneuse décrite par les accoucheurs.

doivent être enlevés sans retard, parce qu'ils sont plus graves et qu'ils deviendront plus difficiles à opérer en augmentant de volume;

2° Les fibromes inférieurs, peu mobiles, parfois complètement fixés doivent être redoutés à cause des compressions urétérales qu'ils occasionnent. Celles-ci évoluent souvent sans symptôme et l'enclavement d'un fibrome est un titre suffisant à l'extirpation, sans qu'il y ait de signe de complication;

3° En face d'une fibromateuse rétentionniste depuis quelque temps, il faudra redoubler de précautions dans la préparation de la malade, surtout s'il existe des signes d'intoxication. Il faudra donner des purgations répétées, du lait à haute dose, et assurer la propreté et l'évacuation complète de la vessie pendant quelques jours avant l'opération;

4° Il est évident que le pronostic de l'intervention est toujours assombri par la présence d'une complication urinaire.

Cholédochoentérostomie dans un cas de fistule biliaire causée par l'obstruction du cholédoque ; guérison

J'ai eu l'occasion de pratiquer, le 10 mars 1905, une cholédochoduedénostomie, c'est-à-dire une opération d'anastomose entre le canal cholédoque et le duodénum. La malade guérit de son intervention et obtint une guérison fonctionnelle parfaite et durable.

Cette opération n'a été pratiquée qu'un petit nombre de fois et sa rareté m'a engagé à présenter mon observation à la Société de Chirurgie, où elle a fait l'objet d'un rapport très intéressant de mon excellent maître Quénu.

Je ne veux point faire ici l'histoire de la cholédochoentérostomie. Je rappellerai seulement quelques détails sur son histoire et ses indications [1].

Le premier chirurgien qui en eut l'idée est Riedel, d'Iéna. En décembre 1888, il pratiqua une anastomose latéro-latérale du cholédoque et de l'intestin au moyen de sutures. Ses fils lâchèrent et la malade mourut de péritonite.

Deux ans après, Kocher pratiqua le premier temps de l'opération, c'est-à-dire les sutures, dans l'intention de compléter, si les accidents persistaient. Il n'eut pas à intervenir et on ne peut dire qu'il ait réellement pratiqué une cholédochoduodénostomie.

En 1891, Sprengel, réopérant une femme à qui il avait

[1] Détails empruntés au rapport de M. Quénu et à l'ouvrage de Pantaloni.

antérieurement enlevé la vésicule, réussit à faire une cholédochoentérostomie et à guérir sa malade.

Depuis cette époque, mon maître Quénu, rapportant mon observation, compte 6 cas d'anastomose cholédochoduodénale, 4 cas de Kehr, 1 de Mayo Robson et 1 de Summers. Mon opération viendrait donc en neuvième lieu. Elle est en tout cas la première publiée en France.

Si la cholédochoduodénostomie n'a pas été pratiquée plus souvent, c'est que les conditions qui la nécessitent se trouvent très rarement réunies.

Elle est indiquée *à priori* par tout obstacle siégeant à l'embouchure du cholédoque et impossible à lever. Mais, en pratique, son indication est excessivement restreinte, pour deux raisons.

La première, c'est que nous sommes de mieux en mieux armés pour lever les obstacles du cholédoque. Il ne faut aujourd'hui prononcer le mot d'impossibilité qu'après avoir mis en œuvre toutes les méthodes d'exploration extra et intracholédochienne, extra et intraduodénale. Il faut donc, si l'examen du canal commun ne donne rien par en haut, pratiquer la duodénostomie et le cathétérisme du cholédoque de bas en haut (Quénu). On découvrira ainsi et on enlèvera parfois un ou des calculs jusque-là inaperçus.

Parfois aussi on constatera un cancer de la papille opérable ou non, ou bien une imperméabilité non calculeuse du canal, telle qu'un rétrécissement inflammatoire.

C'est seulement alors, après avoir posé le diagnostic anatomique, qu'on pourra songer à faire l'anastomose. Telle est la méthode rigoureuse conseillée par mon excellent maître Quénu.

Si je m'en rapporte à mon fait personnel, je suis forcé d'admettre que cette pratique séduisante présente parfois, sinon des impossibilités, du moins des difficultés grandes, et qu'ici l'amour du mieux, du parfait, peut conduire à des échecs.

La seconde raison pour laquelle l'anastomose du cholédoque est rare, c'est que, lorsqu'après un examen complet ou forcément inachevé, suivant les cas, on se décide à dériver le cours de la bile vers l'intestin, il faut penser d'abord à la vésicule biliaire, et c'est seulement en cas d'absence congénitale, pathologique ou chirurgicale de celle-ci qu'il faut se tourner vers le cholédoque et tenter la cholédocho-duodénostomie.

En résumé, il ne faut détourner le cours de la bile que s'il y a impossibilité reconnue à la rétablir normalement.

S'il est nécessaire de dériver la bile, la cholécystentérostomie est l'opération de choix, la cholédochoduodénostomie l'opération de nécessité. Ainsi réduite à des indications restreintes, cette dernière opération reste néanmoins une précieuse ressource, qui permettra en dernier appel de guérir l'infirmité ou de sauver la vie des malades.

Mme G..., 58 ans, propriétaire à Angers, rue Haute-de-Reculée.

Antécédents héréditaires. — Mère morte à 80 ans de ramollissement cérébral.

Père mort accidentellement à 38 ans.

Quatre frères, dont trois sont morts : l'un à 60 ans de cirrhose alcoolique ; l'autre à 45 ans, alcoolique ; le troisième à 13 ans, d'accident.

Le quatrième, 70 ans, est vivant et bien portant.

Antécédents personnels. — Plusieurs bronchites à partir de l'âge de 32 ans. Elles reviennent tous les hivers.

A 40 ans, attaque de rhumatisme subaigu qui dure plusieurs mois.

A peu près à la même époque, douleurs dans l'hypochondre droit, qui deviennent de plus en plus fréquentes et caractérisées.

Ce sont de véritables coliques hépatiques très intenses, souvent accompagnées de vomissements et suivies d'ictère.

La malade est envoyée à Vichy par M. Mâreau, professeur d'anatomie à l'École d'Angers et chirurgien de l'hôpital, et elle fait depuis cette époque une cure chaque année sous la direction de M. Jardet.

Au début, le traitement de Vichy procurait une amélioration évidente; l'hiver pouvait se passer sans encombre.

Il y a dix ans, toutefois, au mois de janvier 1895, à la suite de coliques hépatiques, un ictère se déclara et persista 17 mois, malgré une saison de Vichy. Au mois d'août 1895, il cessa spontanément. En même temps que la jaunisse, apparaissaient des démangeaisons, parfois légères, parfois atroces, qui ont continué jusqu'à maintenant, c'est-à-dire bien après la disparation de l'ictère.

Mme X... a suivi tous les traitements classiques, sous la direction des Drs Mâreau et Jardet. Au cours des crises ictériques, le foie devenait plus gros et sensible, mais l'hypertrophie n'avait jamais été considérable.

Au mois de septembre 1902, les douleurs devenant plus vives, le Dr Mâreau fit une laparotomie latérale, pour tenter d'enlever les calculs qu'il supposait exister dans la vésicule. Celle-ci était infime, ratatinée et elle ne fut ouverte qu'à grand'peine. Elle ne contenait pas de calcul et il vint très peu de bile. Un drain fut placé avec difficulté dans la vésicule et fut retiré au bout de quelques jours, la bile ne sortant plus du tout. La malade ressentit un vrai bien-être de cette simple laparotomie et pendant quelque temps ses douleurs s'espacèrent et devinrent tolérables.

Vers le mois de mai 1904, les douleurs devinrent plus aigues et l'ictère s'installa pour ne plus disparaître. Malgré tous les traitements locaux et généraux, l'état de la malade s'aggrava et, au mois de novembre, il devint inquiétant : la fièvre s'élevait à 38°,5 et 39°. Des frissons éclataient fréquemment et Mme X..., en proie à un prurit effroyable, se cachectisait. A ce moment on sentait sous le foie une masse considérable, dure, douloureuse, semblant faire corps avec le foie lui-même ; l'idée d'un cancer secondaire chez une lithiasique fut examinée et rangée d'ailleurs dans les hypothèses peu probables. L'ictère était intense et foncé, la décoloration des selles absolue; les urines étaient de l'acajou le plus sombre.

Il fallait évidemment intervenir en raison du mauvais état général; M. Mâreau se décida à drainer d'abord la bile au dehors, pour désinfecter la malade et la rendre capable de supporter plus tard une intervention sur les voies biliaires principales.

Une laparotomie fut donc pratiquée, le 10 décembre 1904, par M. Mâreau, au siège même de la première opération. Le tissu cellulaire était œdématié, la paroi aponévrotique infiltrée et teintée de bile. Immédiatement au-dessous d'elle, une cavité cloisonnée, correspondant au tissu cellulaire prépéritonéal, contenait un peu de bile. Il était impossible de pénétrer profondément avec le doigt et d'apprécier par où venait la bile dans cette cavité superficielle.

D'un autre côté, les masses indurées étaient si épaisses que tout point de repère disparaissait et que des incisions profondes auraient pu blesser l'intestin.

On se contenta donc, au moyen d'un tube et de gaze, de maintenir béante la cavité superficielle découverte.

Les jours suivants, très rapidement, la bile se mit à couler abondamment et on put bientôt enfoncer une sonde de Nélaton à une profondeur de 25 centimètres. Les masses dures disparurent en trois semaines presque totalement.

La fièvre était tombée en quelques jours et l'état général s'était relevé sensiblement. Naturellement l'ictère avait disparu, les urines étaient claires et l'odieux prurit, amélioré d'abord, s'était dissipé. (Ce qui n'était pas arrivé après la première intervention). La bile coulait à flots par la fistule. Il semble bien qu'elle fût contenue dans une cavité, car, les jours où le drain avait été moins bien fixé, il tombait, l'orifice se resserrait et la bile ne coulait plus qu'avec peine.

Il suffisait alors d'introduire, fermée, une pince de Kocher dans la fistule et de la retirer ouverte, pour qu'un flot, un vrai flot, de 150 à 200 grammes de bile, sortît très rapidement. Quelle était cette cavité? La vésicule? C'était peu probable, puisqu'à une première opération on en avait à peine trouvé des traces. Il s'agissait vraisemblablement d'une cavité creusée par la bile en tension au milieu des organes adhérents entre eux.

La malade fut donc vite désinfectée et remontée par cette opération palliative. Mais la bile s'obstina à sortir toute par la fistule; il n'en coulait pas une goutte dans l'intestin, malgré les tentatives, répétées à plusieurs reprises, d'obstruer mécaniquement la fistule.

Devant la persistance de cet état de choses, M. Mâreau se décida à intervenir d'une façon définitive et mon excellent maître et ami voulut bien me confier le bistouri pour cette opération. Je l'en remercie bien sincèrement, ainsi que de m'avoir prêté son concours.

Le 10 mars, opération, avec l'aide de M. le professeur Mâreau et en présence du Dr Jardet, de Vichy.

Laparotomie susombilicale. — Incision allant de l'ombilic à l'appendice xyphoïde. La paroi est assez épaisse et grosse. Le premier organe qui se présente est naturellement le foie par son lobe gauche. Il est gros, mou et très foncé, presque noirâtre. En le soulevant, on découvre le petit épiploon, très mince et transparent, l'estomac modérément dilaté et non adhérent; la première portion du duodénum est légèrement mobile comme la région pylorique, mais la seconde portion est si intimement unie dans toute sa longueur à la paroi abdominale antérieure qu'il faut renoncer à la décoller et à aller explorer directement la région qui correspond au fond de la fistule.

A travers le petit épiploon on aperçoit le pancréas, très volumineux.

Au-dessus de la première portion duodénale, on recherche

le cholédoque. Il ne faut pas songer à entrer dans l'hiatus de Winslow par le côté droit. Les adhérentes s'y opposent. J'essaye d'y arriver par le côté gauche en effondrant le petit épiploon. Il faut y renoncer. Là encore des adhérences unissent intimement les organes du hile à la paroi postérieure de l'arrière cavité.

Je me contenterai donc d'explorer la région du cholédoque par sa face antérieure.

Au-dessus du duodénum, le doigt éprouve une sensation de résistance, comme s'il y avait là un boudin élastique. Ce ne peut guère être que le cholédoque distendu allant se perdre derrière le duodénum. Il est bien évident que le canal doit être oblitéré près de son extrémité inférieure.

On ne peut pas songer à un cancer du pancréas, car cet organe, très gros, ne présente pas de nodosité.

Il serait indiqué d'explorer l'ampoule de Vater après une duodénotomie ; mais le duodénum est tellement adhérent à la paroi abdominale qu'il reste seulement un peu de sa face latérale gauche qui soit abordable [1]. Je me décide donc à explorer le cholédoque après l'avoir ouvert. Je ferai une anastomose du canal avec l'intestin, si elle est possible ; sinon, je refermerai, le drainage de la bile à l'extérieur étant assuré par la fistule latérale.

Avec le moyen trocart Potain, je ponctionne la zone rénitente allongée que forme le cholédoque. L'aspiration ne ramène rien ; mais, au moment où je retire le trocart, il en sort un peu de bile. Il s'en écoule aussi à ce moment par le trou fait au cholédoque.

Comme l'aspiration avec le Potain me semble impossible et que je veux toutefois diminuer la tension de la région, je tamponne et comprime le canal avec le doigt, pendant

[1] Avant l'opération, j'avais étudié et répété plusieurs fois sur le cadavre cette duodénotomie, que je pensais pouvoir être appelé à faire chez Mme G.

que M. Mâreau introduit dans la fistule latérale une sonde en gomme et aspire avec une grosse seringue 300 à 400 grammes de bile (il en était très peu sorti la veille de l'opération). La sonde est laissée à demeure sous les compresses pendant le reste de l'opération.

Après avoir placé sur la paroi antérieure du cholédoque deux pinces de Kocher, j'incise à l'endroit de la ponction, transversalement, dans une étendue de 10 à 12 millimètres. Les lèvres supérieure et inférieure de la plaie sont immédiatement pincées avec des Kocher; les pinces, placées antérieurement, sont enlevées.

Le cholédoque ouvert a absolument l'aspect blanc jaunâtre d'une artère.

Aussitôt il s'écoule de la bile, qu'on éponge d'abord fréquemment et dont on ne pourra arrêter l'issue qu'en plaçant une pince montée d'un tampon dans l'orifice.

Pour le moment, il faut explorer le canal ouvert : une pince y est enfoncée d'abord en haut; elle pénètre très loin sous le foie, puis, en bas, elle disparaît presque tout entière derrière le duodénum. Du côté droit, la pince heurte vite la paroi latérale du canal, d'avant en arrière elle enfonce d'environ 4 centimètres; on peut admettre que le cholédoque a environ 3 centimètres de diamètre.

Il faut tenir compte, en effet, de ce que les parois de ce canal distendu sont dépressibles et il est vraisemblable que son diamètre est inférieur à la profondeur dont on peut enfoncer la pince exploratrice.

L'exploration digitale directe de l'intérieur du canal serait tentante, mais elle nous paraît difficile, en raison de la profondeur à laquelle il faudrait atteindre et aussi des dimensions qu'il serait nécessaire de donner à l'ouverture du cholédoque pour y introduire le doigt.

L'examen à la pince a démontré d'ailleurs que le canal doit être obstrué tout à fait à son extrémité inférieure.

Ce qu'il y aurait à faire, si c'était possible, c'est bien une duodénotomie; mais elle nous paraît impraticable ou extrêmement dangereuse, comme nous l'avons dit plus haut.

En conséquence, sans avoir pu élucider la nature de l'occlusion, calcul ou rétrécissement, nous nous décidons pour un abouchement du cholédoque dans l'intestin.

Dans ce but, après avoir placé une pince de Doyen sur la région du pylore, une incision est faite sur la face antérieure de la première portion duodénale, tout près de son bord supérieur et parallèlement à lui. Il s'agit d'établir l'anastomose au moyen de sutures en deux plans.

Avant de pratiquer les sutures séroséreuses postérieures, j'ai un moment d'hésitation; je me demande si elles sont bien utiles en raison du feuillet péritonéal qui sau[illegible] rectement du duodénum sur le cholédoque. Par prudence, je les établis néanmoins, bien que je les croie peu nécessaires. Je me sers d'une petite aiguille de Hagedorn et du porte-aiguille de Pozzi.

Le fil est du fil de lin.

Ensuite, les sutures totales sont exécutées avec une assez grande difficulté, surtout au niveau de l'angle droit de l'anastomose. Le cholédoque, en effet, est très friable et il se déchire à plusieurs reprises sous les tractions du fil. Le plan séroséreux antérieur est relativement aisé à réaliser. Il est bien évident que des aiguilles rondes eussent été préférables à des Hagedorn, mais je ne pus m'en procurer à temps à l'hôpital.

On achève l'opération en plaçant un drain de caoutchouc sous le foie, au contact de la région des sutures. Ce drain est entouré de gaze stérilisée, sauf à son extrémité, qui doit approcher l'anastomose, de peur des adhérences qui pourraient s'établir entre la gaze et les fils de suture.

La paroi abdominale est refermée par un triple rang: plan séreux et plan musculo-aponévrotique au catgut, la peau au crin. On ne laisse ouvert qu'un orifice à la partie inférieure de l'incision, pour le passage du drain et d'une petite compresse, étendue au-dessous du tube entre lui et la face antérieure de l'estomac et du grand épiploon; une sonde à demeure est laissée dans la fistule biliaire pour mener la bile en dehors du pansement.

L'opération totale a duré une heure quarante minutes.

La malade a un pouls faible, quoique lent, son facies est peu rassurant et nos craintes sont grandes au sujet des suites de cette intervention, qui n'a pas laissé d'être compliquée.

Ces suites ont pourtant été des plus favorables. La malade n'a jamais eu un seul vomissement, jamais de température dépassant 37°,5.

Son anastomose a fonctionné parfaitement et la vieille fistule s'est bouchée aussitôt que la sonde a été enlevée.

Le 10 mars, jour de l'opération, on fait 500 grammes de sérum.

Le 11 mars, l'aspect de la malade est très satisfaisant. Sa voix, la veille au soir tout à fait éteinte, est devenue meilleure, le pouls est à 90°, la T. 37°,5.

Pas de vomissements.

Le pansement est traversé de bile, celle-ci ayant coulé abondamment à côté de la sonde.

La gaze et la ouate qui recouvrent la plaie de la laparotomie ont également un peu de bile, mais il est vraisemblable que celle-ci est venue de la fistule latérale, car, les jours suivants, il n'en revint plus une seule fois au niveau de la plaie médiane.

Le pansement est refait, le tube et la gaze restant en place.

Sérum 500 grammes, un peu de glace et d'eau à l'intérieur.

Le 12 mars, même changement des pièces du pansement, en enlevant de plus le drain et les mèches, qui sentent mauvais. On en remet de propres moins profondément.

Le ventre est peu douloureux en dehors de la région opératoire.

Pouls à 90°, T. du soir 37°,4.

Glace, eau, lait, environ 200 grammes pour le tout.

Le 13 mars, la malade a rendu quelques gaz par le fondement. Son état est excellent. Elle demande à boire davantage. On lui donne du bouillon, du lait.

Le pansement est changé. La bile vient en bien moins grande quantité par la fistule latérale.

Le 14 mars au matin, on donne un petit lavement, qui ramène de nombreux gaz et un peu de matière *colorée*.

On laisse le pansement en place. On permet des crèmes, du tapioca.

Le 15 mars, nouveau lavement, qui ramène une selle assez abondante et très colorée.

On refait le pansement et on enlève définitivement la sonde qu'on avait laissée jusque-là dans la fistule latérale.

Urines moins foncées.

Le 16 mars, bonne selle spontanée. Depuis ce moment, Mme G... a toujours rendu ses matières sans lavement, sauf le 22 mars, où on lui a donné un lavage de l'intestin.

La fistule latérale a donné très peu de bile.

On permet du poulet, des soupes, des œufs.

Le 17 mars, Mme G... est très bien, le pouls à 80°, la T. 36°,8.

Au pansement, rien ne vient par la fistule latérale. Par l'orifice du drainage nouveau il vient un peu de pus. On touche le trajet avec un peau d'eau oxygénée.

Le 20 mars, les fils sont enlevés. La fistule latérale est bouchée complètement.

Il vient très peu de pus par la plaie de drainage.

La zone opératoire n'est pas indurée et a une couleur normale.

Le 21 mars, un verre de limonade purgative, qui produit peu d'effet. Le lendemain on donne un grand lavement qui débarrasse la malade.

Bonnes selles régulières depuis. Elles sont bien colorées. Urines claires. Teint excellent sans traces de bile.

A partir de ce jour la malade suit le régime de tout le monde, mange sans souffrir.

On lui fait son pansement tous les quatre jours, à cause de la fistule médiane à peine suintante, mais se fermant lentement.

Elle se lève le 2 avril et part en excellent état, le 9 avril.

La région opératoire et celle du foie sont souples et non douloureuses.

Les selles sont normales, ainsi que les urines.

Le prurit a totalement disparu.

Le teint est clair. La malade a engraissé notablement dans les quinze derniers jours, sans qu'on puisse préciser, faute de l'avoir pesée.

Mme G... a fait au mois de juin une cure de Vichy, sous la direction de notre excellent confrère Jardet.

Celui-ci m'a écrit que notre malade était transformée.

Les nouvelles que j'en ai eues le 15 novembre dernier sont excellentes. Mme G... n'a plus eu le moindre trouble.

Taxis suivi d'occlusion intestinale

Observation (rédigée avec les notes de M. Jourdain, interne du service). — M. Sailis, 55 ans, journalier, Angers.

A. H. — Rien à noter.

A. P. — Aucune maladie.

Depuis l'âge de 32 ans, était affligé d'une hernie inguinale gauche apparue spontanément.

Le malade était porteur d'un bandage qui maintenait parfaitement sa hernie. Elle ne lui provoqua jamais ni douleurs, ni vomissements, ni arrêt des matières et des gaz.

Dans la nuit du samedi au dimanche 20 août, se lève sans prendre son bandage. La hernie sort. Il descend deux étages ainsi, remonte, se met au lit. Il essaie de faire rentrer sa hernie. Elle rentre brusquement en masse, en lui provoquant une sensation spéciale, indéfinissable, qu'il n'avait encore jamais ressentie.

Il est pris aussitôt de coliques sourdes. L'absorption d'aliments ou de liquide provoque immédiatement des vomissements bilieux. Le cours des matières et des gaz est complètement arrêté.

Un médecin est appelé dans la nuit suivante, ordonne des médicaments sur la nature desquels on ne peut être fixé par le malade.

Les vomissements continuent très fréquents. Le ventre se ballonne. Les coliques augmentent, sans cependant acquérir jamais un degré d'intensité très élevé.

Le mardi matin, un médecin consulté ordonne le transport à l'hôpital. Le malade y arrive à midi, comme je quittais l'établissement.

L'examen montre un ventre ballonné, uniformément, sans saillie d'anses distendues. Le pouls incomptable. Température 35°,8. Extrémités froides. Visage tiré et cyanosé. Vomissements fécaloïdes.

L'examen de la région inguinale gauche indique que la hernie est toute réduite. Le doigt, refoulant le scrotum, entre dans le canal inguinal et explore ses orifices, très larges et vides. On ne sent rien derrière. Cet examen n'est pas plus douloureux que celui du reste du ventre. Le malade n'accuse pas de douleurs localisées. On lui injecte 500 grammes de sérum et, séance tenante, 1 heure de l'après-midi, on l'opère, bien persuadé que, malgré tout, il est irrémédiablement perdu.

Laparotomie médiane sous-ombilicale.

On voit l'intestin grêle rouge noirâtre, distendu, et une anse blanc pâle, affaissée, formée par l'anse sigmoïde.

Il y a un peu de liquide péritonéal. La main, plongeant vers la région inguinale gauche, rencontre vite l'agent de constriction. C'est un anneau circulaire étranglant une anse intestinale. Cet anneau est modérément serré; on peut, en forçant un peu, y introduire un doigt et l'attirer à quelque distance de la paroi abdominale, en plein ventre.

L'anse étranglée étant fixée avec deux doigts pour qu'elle ne s'enfuie pas après sa libération, je tire violemment sur l'anneau avec le doigt que j'y ai introduit et je dégage l'intestin. Celui-ci présente un sillon très marqué, mais un seul sillon. Je n'ai pu en trouver un autre. L'intestin ne paraît pas gangrené; on peut le conserver sans rien lui faire. C'est heureux, car le malade est à bout. Devant son état misérable, je me contente d'introduire deux doigts dans l'anneau de constriction, vide maintenant, et de le dilater avec force, pour qu'une autre anse ne vienne pas s'y étrangler.

Puis le ventre est refermé en deux plans, contre mon habitude. La paroi, assez épaisse et grasse, n'a pas donné une goutte de sang; on voyait l'orifice de section des vaisseaux sous-cutanés, mais il n'en sortait pas de sang. L'opération a duré 12 minutes.

Comme on serre le pansement, le malade rend à flots par la bouche et le nez des matières fécaloïdes. Il n'a plus de pouls. On lui fait une injection d'huile camphrée et on le reporte en hâte dans son lit.

Peu à peu le pouls se remonte, la respiration se fait entendre faiblement.

A 4 heures, température de 36°,2; pouls, 140.

Le malade est bien réveillé. On lui a fait 500 gr. de sérum et mis des boules. Pas de vomissements.

Le 23 août, à 1 h. 1/2 du matin, première selle, suivie de trois autres dans le reste de la nuit.

Le matin, température, 36°; pouls, 110.

On donne de l'eau et du lait.

Cinq selles dans la journée. On resserre le pansement.

A 4 heures, température de 37°,1, pouls à 100.

Le malade est moins violacé.

Le 24 août, cinq selles abondantes dans la nuit. Le malade, extrêmement affaibli, n'a que 35°,8 de température à midi. On lui fait du sérum et il se remonte peu à peu à 36°,7 de température au soir.

Le 25 août, pas de selles, meilleur état général. Le malade prend du lait et des potages. Température vespérale de 37°,9. Je crains une congestion pulmonaire et je fais appliquer cataplasmes sinapisés.

Le 26 août, selle abondante après un verre de Sedlitz. Le malade respire mieux.

Depuis ce jour, l'état du malade va toujours en s'améliorant. Il va tous les jours à la selle. L'appétit et les forces reviennent.

Il quitte l'hôpital le 17 septembre 1905, ayant guéri, sans complication locale ni générale..

Le malade a été revu le 8 octobre.

Il est en excellente santé et il fait sans fatigue son métier de porteur de charbon. Il n'a eu aucun ennui du côté de sa hernie, qui n'est jamais ressortie, bien maintenue jour et nuit par son bandage.

L'intérêt de cette observation réside principalement dans la gravité de l'état du malade et dans sa guérison.

On connaît bien, en effet, et depuis longtemps, les fausses réductions ou les étranglements internes consécutifs au taxis. Je n'ai pas à rappeler toutes leurs variétés. S'il me fallait ranger mon cas dans un de ces groupes d'accidents, je serais très embarrassé, car la rapidité de mon opération ne m'a pas permis de contrôler de visu les constatations de mes doigts. Autant qu'il m'est permis de m'en rapporter à celles-ci, j'admettrais volontiers une réduction incomplète avec refoulement du collet du sac, celui-ci continuant dans le ventre son action constrictive. Il ne s'agit vraisemblablement ni de refoulement en masse, ni de diverticules propéritonéaux, car, avant l'opération, on ne trouvait rien derrière l'anneau, très ouvert et exploré facilement en refoulant le scrotum. D'autre part, la laparotomie a montré que l'anneau d'étranglement ne contenait qu'un peu d'intestin, alors que la hernie ressortie était très volumineuse et tombait jusqu'au fond du scrotum.

Un point m'a paru tout particulièrement difficile à expliquer : c'est la présence d'un seul sillon sur l'anse étranglée. Gervais de Rouville a présenté à la Société de chirurgie un cas semblable et il admet, avec son rapporteur Rochard, que très probablement l'agent constricteur était formé par une bride circulaire épiploïque ou autre cravatant l'intestin. Il s'agit alors d'une réduction vraie, d'un taxis louable suivi d'un étranglement interne ordinaire.

Il est possible que mon cas soit susceptible d'une interprétation semblable.

L'état critique de mon malade ne m'a pas autorisé à prolonger mes investigations.

Des récidives dans le cancer du rein

Le cancer du rein est une maladie de nature et de marche très différentes ; l'histologie nous a montré qu'il fallait décrire séparément les tumeurs du type conjonctif, telles que les sarcomes et les tumeurs du type épithélial. Parmi celles-ci on reconnaît de nombreuses variétés, suivant qu'elles se développent aux dépens des épithéliums rénaux, surrénaux ou pararénaux. Il n'est donc pas étonnant qu'avec des différences histologiques très nettes les cancers du rein puissent présenter une évolution des plus variables. Malheureusement il nous est interdit à l'heure actuelle de prédire, devant un type histologique, l'avenir du malade.

Pas davantage nous ne pouvons baser notre pronostic, tout au moins d'une façon absolue, sur les constatations opératoires, adhérences, induration du pédicule, développement des ganglions.

Parfois la récidive survient rapidement au bout de quelques mois, alors que le petit volume du rein cancéreux, sa mobilité, l'absence de ganglions, du moins de ganglions volumineux, faisaient espérer une éradication très satisfaisante.

On en trouve des exemples saisissants dans les statistiques d'Albarran et Imbert. Moi-même, il y a trois ans, j'ai enlevé, chez un homme de 52 ans, un cancer épithélial hématurique du rein gauche, qui avait à peine augmenté le volume de l'organe. La néphrectomie lombaire fut des plus simples ; le rein ne présentait pas d'adhérences, sa capsule graisseuse était absolument souple. Le malade n'en mourut pas moins quatre mois après, probablement d'un cancer de la colonne vertébrale.

Peut-être aurais-je dû rechercher méthodiquement les ganglions. Je me bornai à enlever largement la capsule graisseuse, car la recherche des ganglions me paraît impossible à réaliser complètement. Cette recherche rend l'opération plus longue et plus grave. Elle ne saurait donner pour l'avenir la sécurité que son apparence séduisante semble promettre. Les ganglions régionaux sont éloignés du rein et leur recherche au-devant ou aux côtés de l'aorte est une manœuvre dangereuse, qui ne compense pas ses risques par une efficacité certaine.

Si, dans certains cancers du rein paraissant limités, une récidive rapide vient tromper nos espérances, nous pouvons, par contre, observer l'inverse et voir nos craintes excessives infirmées par l'évolution ultérieure du mal. Albarran cite les cas de Terrillon et d'Israël, où la récidive se fit attendre 2 ans et 14 mois, malgré des opérations incomplètes.

J'ai opéré, le 3 mai 1899, un énorme sarcome du rein droit. La femme est vivante aujourd'hui. Pourtant l'opération, très pénible, avait révélé des adhérences considérables[1] et tout faisait craindre une récidive rapide.

Le 6 janvier 1904, j'ai extirpé un cancer épithélial du rein droit, en laissant d'énormes ganglions prévertébraux.

La malade n'en a pas moins vécu un an entier, avec une bonne santé, et elle s'est prolongée ensuite jusqu'au milieu de juin 1905, avec des accidents passagers d'occlusion intestinale. Somme toute, elle a eu une survie de dix-huit mois, dont douze excellents, malgré une opération incomplète, dont il m'a paru intéressant de donner ici la relation.

Cette survie pourrait donc engager les chirurgiens à faire la néphrectomie pour cancer, même quand ils ne peuvent faire une opération complète.

[1] Cette observation a été publiée au Congrès d'urologie et est relatée ici page 65.

Ils doivent y être engagés, en outre, par l'amélioration si nette de l'état général, signalée dans nos observations, signalée aussi avec des détails très précis par Lejars dans sa communication à la Société de chirurgie, 21 janvier 1903. Cette amélioration est sans doute explicable par la diminution de l'empoisonnement, soit que la production du poison cancéreux devienne moins abondante, soit que le rein restant remplisse mieux son rôle éliminatoire; ce dernier mécanisme semble exister dans l'observation de Lejars, citée plus haut, et dans celle de Schwartz *(Société de chirurgie*, 12 décembre 1902).

Je conclurai donc en disant qu'il ne faut pas se borner toujours aux opérations exploratrices et refermer, pour la seule raison que l'opération doit rester incomplète. Sans doute on devra suivre cette conduite quand la néphrectomie paraît dangereuse; mais il se peut, et c'était notre cas, que malgré les propagations ganglionnaires éloignées, le rein soit mobilisable. Il sera préférable alors de l'enlever.

Cancer du rein avec volumineux ganglions prévertébraux. Néphrectomie transpéritonéale sans ablation des ganglions. Survie de 18 mois.

Mme G., 41 ans, de la Bohalle (Maine-et-Loire), n'a jamais eu de maladie, grande ou petite, avant le mois d'août 1903. A cette époque elle commence à souffrir du ventre et, au bout d'un mois, elle consulte le Dr Fruchaud, de Saint-Mathurin. Celui-ci constate une tumeur dans la partie supérieure de la fosse iliaque droite. Cette tumeur est douloureuse à la pression et mobile excessivement. Mon excellent confrère conseille une opération, qui est refusée par la malade.

Au mois d'octobre, une crise, plus violente que les autres, s'accompagne de constipation opiniâtre et des symptômes d'occlusion : ballonnement, vomissements. Le tout se juge par une débâcle et à ce moment on pense à un cancer du côlon. Il n'y a aucun symptôme urinaire. En décembre, autre crise, qui la conduit chez un chirurgien. Celui-ci déconseille l'opération.

Au commencement de janvier, la malade vient me consulter et, après lui avoir fait vider l'intestin par une purgation suivie de lavement, je constate ce qui suit :

Mme G. a maigri d'une dizaine de livres depuis qu'elle a commencé à souffrir. Son teint est pâle, sans couleur jaune spéciale.

Elle se plaint du côté droit du ventre et on peut voir, sous la maigre paroi abdominale, une tumeur que le palper précise. Cette tumeur, grosse comme deux poings, siège dans la fosse iliaque droite et remonte dans le flanc. Elle ballotte nettement.

Elle semble dure et régulière. Elle jouit d'une mobilité latérale assez grande, mais on ne peut que faiblement la faire remonter. Elle est submate.

En outre de cette tumeur principale, on en sent une autre presque médiane, à la partie inférieure de l'épigastre, grosse comme une mandarine très peu mobile.

J'étais bien embarrassé pour poser un diagnostic, d'autant qu'il n'y avait comme signes fonctionnels que des signes digestifs.

Aucun symptôme urinaire, ni troubles dans les mictions, ni hématurie.

L'examen physique de la tumeur latérale disait tumeur du rein ou hydronéphrose fermée.

D'autre part, les signes fonctionnels s'expliquaient tout naturellement par la tumeur médiane, si celle-ci était un cancer du côlon transverse.

Aussi, dans l'incertitude, pensant à la possibilité de lésions différentes associées de l'intestin et du rein, je fis, le 6 janvier 1904, une laparotomie.

L'incision de la paroi se fit sur le bord du muscle droit,

c'est-à-dire entre les deux tumeurs principale et accessoire. Le ventre une fois ouvert, la tumeur droite se trouvait être le rein très augmenté de volume et la tumeur médiane était manifestement constituée par de gros ganglions prévertébraux correspondant à la base du mésocôlon transverse. J'eus un instant l'intention de refermer le ventre; mais, pensant qu'une erreur est toujours possible, entraîné d'autre part par un certain degré de mobilité de la tumeur rénale, j'extirpai celle-ci avec une assez grande facilité par la méthode ordinaire. Entre la ligature jetée sur le hile et la masse prévertébrale se trouvaient quelques petits ganglions intermédiaires au devant de la veine cave.

Je les laissai, gros et petits, tous en place; s'ils étaient cancéreux, il fallait en effet les avoir tous et dans ce cas les vaisseaux coliques auraient été blessés et le côlon frappé de mort. Il est vrai qu'une résection préalable du côlon aurait permis d'enlever les glanglions. Mais alors l'opération de résection intestinale associée à l'extirpation de ganglions adhérents eût été d'une gravité très peu en rapport avec les résultats qu'on en pouvait attendre.

Je fermai donc le ventre, très mécontent de mon intervention, convaincu qu'une augmentation rapide de la masse centrale amènerait bien vite des symptômes graves.

Il n'en fut rien. Les suites opératoires furent des plus simples. La malade, non drainée, n'eut aucune complication et partit de ma clinique quatorze jours après l'opération. Depuis lors la malade a repris son travail des champs; elle a engraissé de douze livres pendant les deux mois qui suivirent l'intervention. On sent toujours les masses épigastriques, qui ont *très légèrement* augmenté. J'ai eu de ses nouvelles le 18 décembre 1904. Son état était excellent et la famille, que j'avais prévenue d'un malheur probablement prochain, se réjouissait de l'erreur qu'elle croyait pouvoir nous attribuer, à mon confrère et à moi.

Le 3 mars dernier 1905, la malade plus souffrante, ayant maigri et présenté des signes d'occlusion intestinale, mon confrère fut appelé et constata un énorme accroissement des ganglions prévertébraux,

La malade a succombé au milieu de juin.

Le rein enlevé mesure 14 centimètres de long, pèse 700 grammes ; le cancer envahit la presque totalité du rein, n'en respectant que le pôle inférieur. Le bassinet n'est pas atteint, ce qui explique l'absence d'hématurie. L'examen histologique, pratiqué par M. Papin, professeur d'histologie, a démontré la nature carcinomateuse de la tumeur.

Angers, imp. Germain et G. Grassin. — 2193-5.

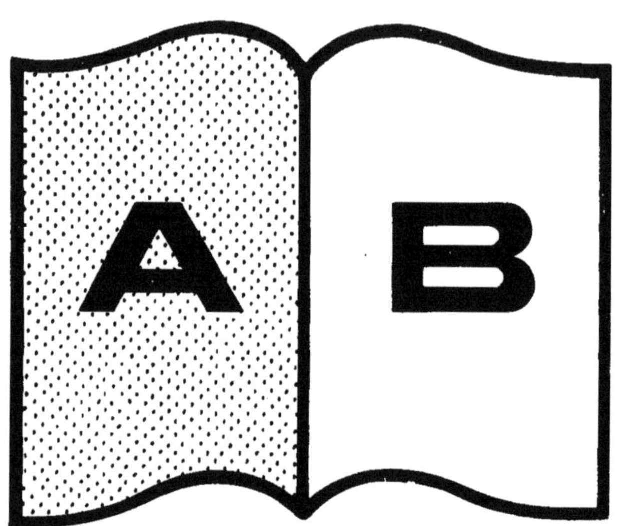

Contraste insuffisant

NF Z 43-120-14

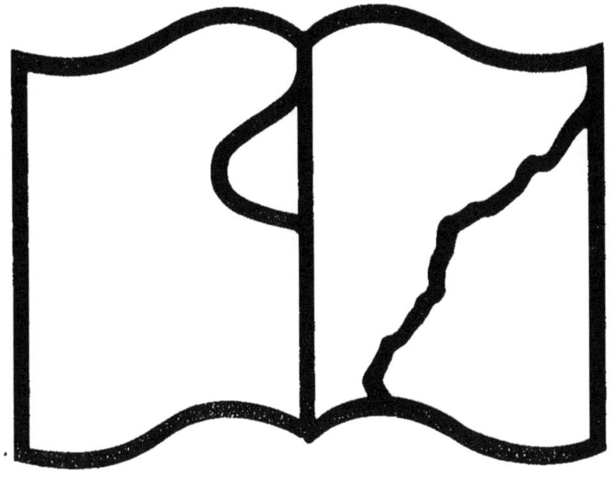

Texte détérioré — reliure défectueuse

NF Z 43-120-11

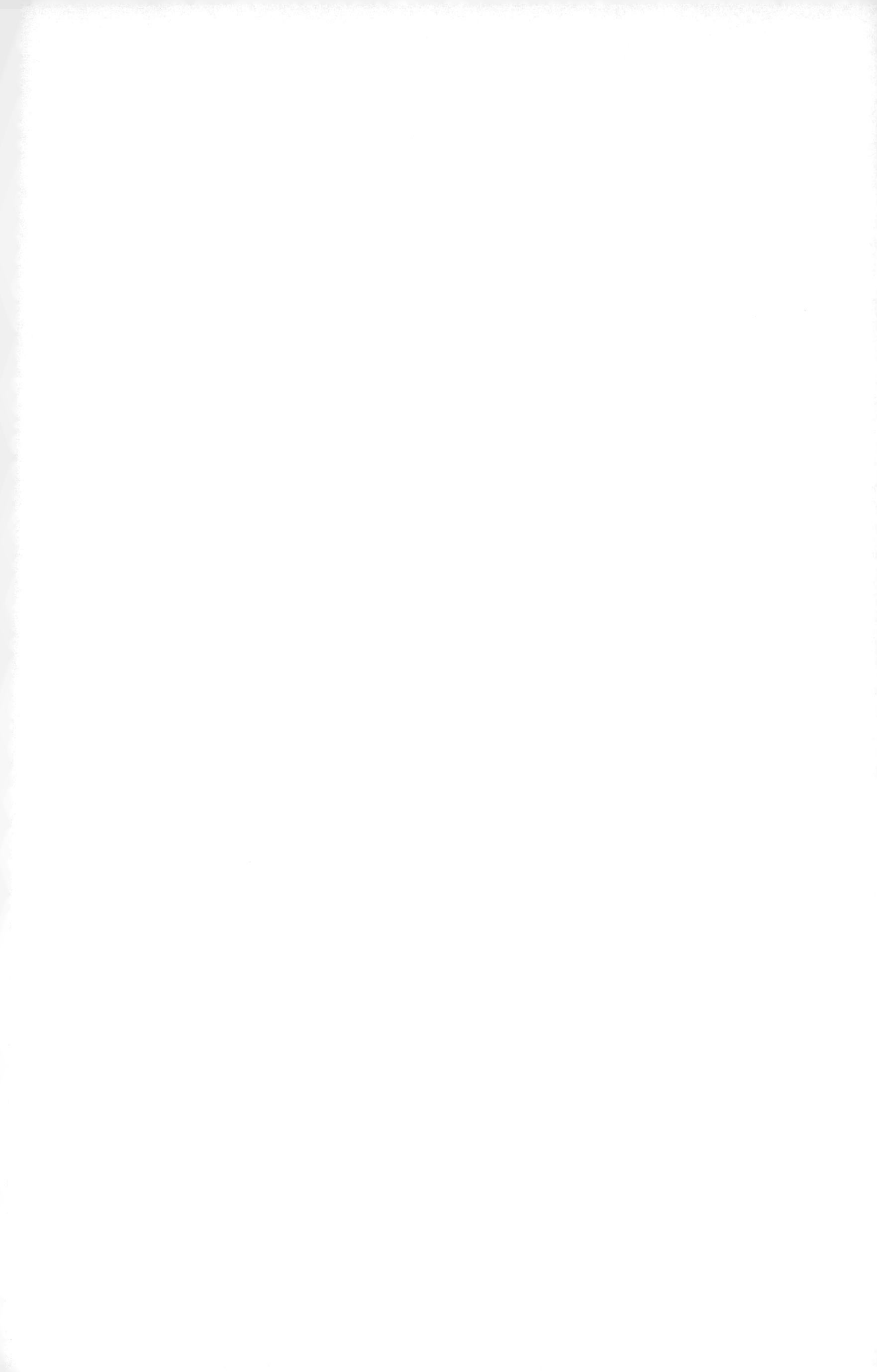

www.ingramcontent.com/pod-product-compliance
Ingram Content Group UK Ltd.
Pitfield, Milton Keynes, MK11 3LW, UK
UKHW021103230726
13926UKWH00004B/1988